SVEN JUNGMANN
MIT THOMAS LINDEMANN
Wie gesund wollen wir sein?

mosaik

SVEN JUNGMANN
MIT THOMAS LINDEMANN

WIE GESUND WOLLEN WIR SEIN?

Warum KI und Digitalisierung das
Gesundheitssystem menschlicher machen

mosaik

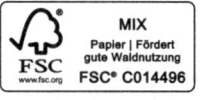

Penguin Random House Verlagsgruppe FSC® N001967

1. Auflage
Originalausgabe April 2024
Copyright © 2024: Mosaik Verlag, München,
in der Penguin Random House Verlagsgruppe GmbH,
Neumarkter Str. 28, 81673 München
Redaktion: Dagmar Rosenberger
· Umschlag: favoritbuero
Umschlagmotiv: ©Ruslan Ivantsov/Shutterstock, ©Artistdesign. 13/Shutterstock
Satz: Satzwerk Huber, Germering
Druck und Bindung: GGP Media GmbH, Pößneck
Printed in Germany
GS · IH
ISBN 978-3-442-39424-1

www.mosaik-verlag.de

In Dankbarkeit für unsere Ärztinnen und Ärzte, Pfleger und Pflegerinnen. Ich kenne noch zu gut eure unermüdlichen Bemühungen und Opfer. Auf dass ihr schnell die Unterstützung bekommt, die ihr verdient.

INHALT

EINLEITUNG

Fragen Sie sich oft, warum Sie beim Arzt oder in der Klinik so lange im Wartezimmer sitzen müssen? Warum Sie erst in fünf Monaten einen Termin bei der Orthopädin im Stadtzentrum bekommen, obwohl Sie starke Rückenschmerzen quälen? Oder wieso Ihr Bekannter, der im Krankenhaus arbeitet, immer über Stress klagt und kurz vor dem Burnout steht? Die Antwort wird Ihnen nicht gefallen: Das alles sind nur Symptome, aber krank ist das Gesundheitssystem selbst, tief in seinem Inneren.

Vieles davon hat damit zu tun, dass die Technologie in der Medizin veraltet ist. Aber manches hat auch damit zu tun, dass Menschlichkeit und Empathie fehlen. Und das gerade im Umgang mit Menschen, die krank sind, Hilfe suchen und oft verunsichert sind. Doch das Personal – sowohl auf ärztlicher als auch pflegerischer Seite – ist überlastet, und es muss die Mängel des Systems durch zusätzliche, oft mühevolle Arbeit ausgleichen.

Ich habe jahrelang ein Doppelleben geführt: In dem einen Leben war ich Assistenzarzt und vergeudete im Klinikalltag viel Lebenszeit mit Tätigkeiten, die sich leicht automatisieren ließen. In dem anderen Leben beschäftigte ich mich freiberuflich mit dem Thema Digitalisierung im Gesundheitsbereich, hielt Vorträge und beriet Unternehmen. Die Kluft zwischen den beiden Welten hätte kaum größer sein können.

Während ich im Alltag schnell und einfach Dokumente per E-Mail oder in der Cloud austausche, musste ich als Arzt erst zahllose Kliniken abtelefonieren, um jemanden zu finden, der mir den aktuellen Arztbrief eines Patienten faxte, den ich dann meinem Diktiergerät vorlas, damit eine Schreibkraft ihn ins System eintippen konnte. Und bei dringenden Sachen schickten meine Kollegen mir ein Signal auf meinen Pieper, den ich an der Kitteltasche trug, als sei gerade das Jahr 1986 und im Fernsehen *Miami Vice* ein Hit. An anderen Häusern hatten wir immerhin DECT-Telefone, diese Funktelefone für zu Hause. Da konnten mir die Kolleginnen direkt sagen, worum es geht, und manchmal schaffte der Akku den Tag auch.

Gleichzeitig hat sich die Welt draußen so weit entwickelt, dass wir heute mit unseren Computern sprechen und Antwort von ihnen bekommen. Unsere Fotos liegen in der Cloud, und eine KI ordnet sie Schlagwörtern zu, unsere Einkäufe und den Urlaub planen wir digital. Ähnliches ist längst auch in der Medizin möglich. Künstliche Intelligenzen können Röntgenbilder deuten oder Hautkrebs diagnostizieren. Und sie können – damit wird es erst richtig interessant – in medizinischen Daten teilweise Krankheiten erkennen, die das menschliche Auge noch übersieht.

Doch die meisten dieser Technologien werden hierzulande noch nicht eingesetzt. Manchmal wissen die entscheidenden Leute in Kliniken und Praxen gar nichts davon, manchmal scheuen sie den Kontakt mit Digitalisierung und KI. Vielen ist einfach nicht klar, was diese Neuerungen bedeuten und wie diese Technologie ihnen nützen kann. Wie das funktioniert, woran es bisher scheitert, was die Risiken sind und welches die Chancen – um all das wird es in diesem Buch gehen. Und auch darum, wie sich überhaupt erst eine gute Datenbasis schaffen ließe, mit der Algorithmen dann zu unserer Gesundheit beitragen können.

Die Debatte um Digitalisierung und KI ist kein Kampf der Generationen. Es geht nicht darum, dass junge Silicon-Valley-Manager jetzt alles anders machen wollen. Und es geht erst recht nicht darum, die ältere, erfahrene Generation aufs Abstellgleis zu schieben. In vielerlei Hinsicht ist ihr Wissen unschätzbar wertvoll, und in vielen Abläufen wünschen auch sie sich mehr Unterstützung – warum sollte diese Unterstützung nicht von einem KI-System kommen? Computer, künstliche Intelligenz, lernende Algorithmen, Datenwissenschaft – das alles ist kein Hexenwerk, und es kann dem Gesundheitswesen dienen und helfen.

Das große Thema bleibt dabei: Wie kann der Mensch endlich wieder im Mittelpunkt stehen? Das ist das Ziel – und nicht die Digitalisierung selbst. Eigentlich sollte es aktuell heiß diskutierte Begriffe wie »Telemedizin« oder »E-Health« gar nicht geben. Alles ist »Medizin«, ohne »Tele-« und »E-«. Die elektronischen und nichtelektronischen Wege zum Ziel sollten gesund und sinnvoll zusammenfließen. Wie das geht, lesen Sie in den folgenden zehn Kapiteln.

Der Kontakt zu Patientinnen und Patienten ist den meisten Ärzten das Wichtigste. Doch zurzeit beobachten wir in den Statistiken eine gewisse Klinikflucht der Ärzteschaft, manch eine Abteilung auf dem Land musste schon schließen. Wenn das System besser wird, werden auch wieder mehr hoch qualifizierte und motivierte Leute gern mitmachen. Manchmal fehlen mir das Krankenhaus und die Menschen. Was mir nicht fehlt, ist der zurückgebliebene technische Entwicklungsstand in den Kliniken. Reden wir darüber.

WARUM DATEN LEBEN RETTEN KÖNNEN, UND WIE WIR DIESE CHANCE GERADE VERSCHLAFEN

Schnitzeljagd im Krankenhaus-Computer: Alle Informationen sind da, aber schwer zu finden. Das digitale Chaos im Gesundheitswesen kostet Menschenleben.

Der Mann war mein erster Patient in der Notaufnahme an diesem Abend, und er sah ungesund aus. Seine Beine waren etwas geschwollen. Seine Haut war leicht bläulich marmoriert, ein Zeichen für eine Störung der Blutzirkulation. Er war übergewichtig und klagte über Schwindel und Atemnot. Der Mann war 64 Jahre alt, wirkte aber vom optischen Eindruck her zehn Jahre älter. Ein echter Berliner, er arbeitete im Handwerk und stand kurz vor der Pensionierung. Nennen wir ihn Heinz Lehmann. Herr Lehmann war in die Notaufnahme gekommen, weil ihm seine seit Tagen zunehmende Luftnot Probleme machte. Ich begann mit meinen Standardfragen:

»Haben Sie irgendwelche Vorerkrankungen?«

»Nö.«

»Nehmen Sie derzeit Medikamente?«

»Nö.«

Ich habe in der Notaufnahme gelernt, skeptisch zu sein gegenüber den Angaben, die Patienten machen. Denn so unglaublich es klingt, manchmal verschweigen Kranke die wichtigsten Details, geben falsch über sich selbst Auskunft, vergessen ganz entscheidende Dinge und bringen sich damit vielleicht sogar in Gefahr. Während ich Herrn Lehmann mit dem Stethoskop abhörte, fragte ich deshalb weiter.

»Nehmen Sie vielleicht Aspirin?«

Seine Haut, sein Gesicht, alles sah nach schlechter Durchblutung und Herzinsuffizienz aus. Vermutlich hatte er jahrzehntelang geraucht und vielleicht auch mehrmals pro Woche seine Eckkneipe besucht. Aspirin wird standardmäßig verschrieben bei Herzinfarkt und seinen Vorstufen, unter anderem bei instabiler Angina pectoris, nach arteriellen gefäßchirurgischen Eingriffen oder zur Vorbeugung von Hirninfarkten.

»Aspirin? Ja, ja, das nehme ich schon. Jeden Morgen eine.«

»Aber Sie haben doch eben zu mir gesagt, Sie nehmen keine Medikamente.«

»Ja, ich dachte, das zählt nicht mit.«

»Haben Sie denn Bluthochdruck?«

»Hatte ich, aber das ist vorbei, seit ich meine Blutdrucksenker nehme.«

»Aha.«

In solchen Momenten fühle ich Stress in mir aufsteigen. Mir gehen all die anderen Patienten durch den Kopf, die im Wartezimmer sitzen und sich die ganze Zeit fragen: »Wann schaut endlich jemand nach mir?« Nicht alle von ihnen leiden an etwas Lebensbedrohlichem, aber bei manchen kann der Zustand schnell kippen. Ich schiele auf die Warteliste im Computer, um zu fahnden, ob ich jemanden vorziehen sollte. Als Diensthabender fühle ich mich in solchen Momenten wie ein Fluglotse, der auf zehn Flugzeuge gleichzeitig achten muss, aber jedem einzelnen doch für einen Moment seine volle Aufmerksamkeit schenken soll. Und dann hat, um im Bild zu bleiben, auf einmal ein Pilot vergessen, mit welchem Hebel man im Landeanflug die Räder ausfährt.

Vorwurfsvolle Gedanken wie »Scheiße, dieser Mann hier schadet gerade sich selbst und dadurch auch allen anderen auf der Rettungsstelle« muss ich unterdrücken, denn auch dieser Patient ist gestresst und ängstlich. Und als Arzt möchte ich helfen. Zum Nachdenken bleibt ohnehin keine Zeit. Immer wieder kommen Pflegekräfte rein, fragen etwas, beschweren sich, dass ein Bericht noch nicht fertig ist oder die Röntgenanmeldung für jemanden noch ausgefüllt werden muss. Aber zurück zu Herrn Lehmann:

»Also nehmen Sie noch ein Medikament«, fuhr ich fort.

»Ja, schon. Ich dachte, so was meinen Sie nicht.«

»Welchen Blutdrucksenker nehmen Sie denn?«

»Also… den Namen weiß ich nicht. Das ist diese runde Tablette mit dem Schlitz in der Mitte.«

Er schaute fragend seine Frau an, die die ganze Zeit neben ihm saß. Ich schöpfe neue Hoffnung, denn in dieser Generation wissen die Ehefrauen oft viel besser Bescheid als die männlichen Patienten selbst. In diesem Fall aber nicht. Als Antwort kam nur ein Achselzucken von Frau Lehmann.

»Und wie viel nehmen Sie davon? Wie sind die Tabletten dosiert?«

»Weiß ich nicht.«

Ich nahm das alles erst einmal nur neutral zur Kenntnis. Ganz sicher bin ich mir nie, ob ich die reine Wahrheit höre. Vielleicht hat er mich vorher doch nicht angelogen und nimmt die Tablette tatsächlich gar nicht ein, obwohl seine Hausärztin ihn sicherlich mehrfach dazu aufgefordert hat.

Bei der anschließenden Untersuchung fiel mir eine kleine Narbe an Herrn Lehmanns Handgelenk über der Radialis-Arterie auf. So etwas kann anfangs nach einem Eingriff zurückbleiben, bei dem ein Katheter eingeführt wird – etwa um Stents zu setzen. Er könnte einen Herzklappenfehler gehabt haben.

»Herr Lehmann, Sie haben hier ja eine Narbe, die sieht neu aus. Was war denn da los?«

»Ach ja, da wurde ich operiert.«

»Ach was. Wann denn?«

»Vor drei Monaten, das ist aber alles wieder gut jetzt.«

»Und worum ging es da?«

»Da war was mit dem Herzen, Herzinfarkt oder so, aber der ist ja jetzt verheilt.«

Innerhalb von fünf Minuten hatte ich erfahren, dass dieser Patient, der angeblich keine Vorerkrankungen hatte und keine Medikamente brauchte, in Wirklichkeit mindestens zwei Tabletten täglich einnahm, vermutlich erst kürzlich einen Infarkt erlitten und eine Herzkatheteruntersuchung hinter sich hatte. Ich fragte mich, welche Überraschungen er noch für mich bereithielt. Die Informationen, die hier nach und nach herauskamen, waren potenziell lebenswichtig. Welches Medikament jemand nimmt, beeinflusst viele Entscheidungen, etwa welche Medikamente ich ihm überhaupt noch geben darf. Oder liegen Allergien oder Unverträglichkeiten vor? Oder weitere Erkrankungen, die ein bestimmtes Medikament verbieten? Und schließlich kann ein falsches Medikament sogar die Ursache für die Beschwerden sein, mit denen jemand zu mir kommt. Oft verordnen Patienten sich sozusagen selbst etwas, was ihnen aber eigentlich schadet. Das kann Aspirin oder Ibuprofen sein oder auch ein allabendliches Bier, oder zwei bis drei.

Nun hatte ich also nach detektivischer Vorarbeit endlich einige Details auf Herrn Lehmanns Patientenbogen erfasst. Ich würde gern behaupten, dass ich mir dabei wie Sherlock Holmes oder Dr. House vorkam, aber in Wirklichkeit fühlte ich mich wie ein überqualifizierter Datensammler. Ich konnte mich nicht auf das konzentrieren, wonach man sich – zumindest zu Beginn der Karriere – noch sehnt, bevor die angespannte Stimmung der meisten Krankenhäuser einen erfasst: ein gutes Arzt-Patienten-Gespräch.

Stattdessen musste ich mühsam einzelne Daten aus einem Kranken herauskitzeln, obwohl es irgendwo in dieser Stadt einen vollständigen Arztbericht gibt, in dem das alles schon steht. Diese eigentlich altbekannten Informationen hatten es nun endlich auf meinen Patientenbogen geschafft. Hurra! Aber nun ging es weiter: Um mehr über den Hintergrund dieses Patienten zu erfahren, musste ich genau herausfinden, was genau da erst vor wenigen Monaten gemacht wurde und warum.

»In welchem Krankenhaus hat Ihre Operation denn stattgefunden?«

»Weiß ich nicht mehr«, sagte Herr Lehmann.

Langsam stieg der Druck. Ich sah an der Liste auf dem Bildschirm, wie das Wartezimmer sich füllte. Trotzdem, es musste doch möglich sein, den Ort herauszufinden. Ich war außerdem allein mit der Verantwortung für diesen Patienten sowie für die Kolleginnen und Kollegen, denen ich ihn zur Weiterversorgung übergeben musste – möglichst vollständig vorbereitet. Ich musste das Problem lösen. Genau jetzt. Und zwar schnell.

Wir googeln Fassaden

»Wie sah es denn da aus, als Sie in dieses Krankenhaus kamen?«
Der Mann überlegte.

»Also das Gebäude hatte so rote Mauern aus Klinkern, und nebendran war eine Kirche, das weiß ich noch genau!«

Ich öffnete Google Maps. Tippte »Hospital near Church« ein und schaltete auf Street View um. Dann zeigte ich Herrn Lehmann einige der Bilder.

»Sieht diese Mauer entsprechend rot aus?«

Herr Lehmann überlegte mit mir. Eine der Mauern sah dann wirklich so aus, wie er es in Erinnerung hatte. Sie gehörte zu einem Krankenhaus im Südwesten der Stadt, und neben dem Haupteingang stand tatsächlich eine Kirche. Ich ließ Herrn Lehmann im Behandlungszimmer warten, unter den wachsamen Augen einer Pflegekraft, und setzte mich ans Telefon. Weil ich auch als Arzt keinen anderen Kontakt habe, rief ich die Hauptnummer des Krankenhauses an. Der Pförtner stellte mich zur Notaufnahme durch, dort ging ein Pfleger namens Harry dran. Ich erklärte ihm mein Anliegen. Harry sagte mir, dass die diensthabende Ärztin gerade steril sei und in der Notaufnahme Blut abnehme. Er gab mir eine Durchwahl und bat mich, später noch einmal anzurufen. Zuerst piepte mich allerdings eine Krankenschwester aus der Notaufnahme an. (Ja, es gibt tatsächlich in vielen Häusern bis heute noch Pieper. Diese Dinger aus den Neunzigern, die man am Gürtel trägt.)

»Ich habe da einen Patienten mit akuter Luftnot seit heute Nachmittag«, sagte sie, als ich bei ihr angerauscht kam, »schaust du dir den bitte gleich mal an?«

Akute Luftnot ohne weitere Infos kann bedeuten: Da hat ein sonst völlig Gesunder eine Panikattacke. Oder es kann bedeuten: da stirbt jemand in den nächsten 15 Minuten. Ich ging deshalb sofort hin. Zum Glück war es nichts Gefährliches. Wir konnten den Patienten vorerst stabilisieren, meine Kollegin versorgte ihn weiter, und ich widmete mich wieder Herrn Lehmann. Ich rief noch mal in dem anderen Krankenhaus an und erreichte dieses Mal die Kollegin in der Notaufnahme. Die verwies mich weiter an eine andere Kollegin auf Station. Die erinnerte sich glücklicherweise sofort. Sie hieß Sophie und war jetzt, um 22 Uhr und damit lange nach ihrem offiziellen Feierabend, zufällig noch auf Station, weil sie Papierkram erledigen musste.

»Hallo, Sophie, Sven hier«, sagte ich (wir duzen uns unter Ärztinnen und Ärzten eigentlich immer, besonders, wenn die Stimme am anderen Ende eher jung klingt), »ich habe gerade Dienst in unserer Notaufnahme und habe hier diesen Patienten, der nicht mehr weiß, ob und warum er bei euch stationär lag.« Da sprudelte es aus Sophie auch schon heraus. Sie erinnerte sich gut an Herrn Lehmann, seine Herzkranzgefäße brauchten Stents. Und sie machte gerade mal wieder Überstunden. Für mich und vor allem Herrn Lehmann war beides gut, denn ich hatte jetzt endlich eine konkretere Vorstellung davon, wie ich ihn behandeln konnte. Ich bat Sophie um seinen Entlassungsbericht. Dann sagte sie einen Satz, den man leider auch 2024 noch täglich in deutschen Krankenhäusern hört: »Ich kann dir das faxen.«

Außerhalb der Krankenhauswelt kann man sich das vielleicht nicht vorstellen, aber für uns ist es selbstverständlich, dass noch gefaxt wird, es gibt meist gar keine Alternative. Andere Arten der Datenübertragung werden in deutschen Krankenhäusern nicht regelmäßig genutzt – außer für CT- oder MRT-Aufnahmen vielleicht. Und da werden auch nicht die Daten digital verschickt, sondern eine DVD mit den Daten kommt in einen Umschlag und geht per Post auf den Weg.

Da saß nun also ein Patient in meiner Notaufnahme, der eventuell in Lebensgefahr schwebte, und ich wartete auf ein Fax. Es kam aber nicht. Also rief ich noch mal an, doch Sophie war nicht mehr zu erreichen. Erst nach einer Stunde hielt ich endlich ihr Fax in den Händen – Sophie hatte einen Notfall reinbekommen und musste sich erst darum kümmern. Wahrscheinlich war sie in der x-ten Überstunde, mit nur noch einer weiteren Kollegin, ähnlich wie ich. Da wachsen einem phasenweise die Dinge über den Kopf.

Mit Herrn Lehmann ging alles gut aus: Ich brachte ihn in der Kardiologie stationär unter und gab dem dortigen Team alle Informationen, sodass sie die weitere Abklärung leicht selbst in die Hand nehmen konnten. Soweit ich weiß, geht es ihm gut.

Wenn ich diese Geschichte erzähle, höre ich oft als Antwort: »Das ist aber sicher ein Extremfall gewesen, oder?« Ist es nicht. Hier kam zwar einiges zusammen – ein Patient mit schlechtem Gedächtnis und einer gewissen Indifferenz sich selbst gegenüber, ein Krankenhaus, das wir erst auf Maps suchen mussten, ein Faxgerät, und ·schließlich ich, der alles abtippen muss (auch wenn es nur die wichtigsten Informationen sind, wird das eine Seite) – aber das ist keine Seltenheit. An einem Tag Dienst, also in acht bis neun Stunden, verliere ich so oft anderthalb Stunden.

Solche oder ganz ähnliche Dinge passieren fast täglich. Irgendwo liegen die Informationen, denn jemand hat sie alle schon sauber und akribisch zusammengetragen und jeden Fall dokumentiert, aber darauf habe ich keinen Zugriff, ich weiß in den meisten Fällen nicht einmal, wo das wohl liegt. Ich muss erst an irgendeinen Brief kommen, irgendeine Person finden, nach irgendeinem Bericht fragen – ich komme mir oft vor, als müsste ich ein Escape-Room-Spiel bewältigen. Und das in dem Bereich, wo es besonders auf Schnelligkeit ankommt: in der Notaufnahme.

Der Kontrast zum Alltagsleben ist immer wieder kaum zu begreifen: Ich gehe zu meinem Dienst in der Klinik oder sitze in der Bahn, schaue mir schnell noch ein Video auf dem Handy an oder buche einen internationalen Urlaub in wenigen Minuten online. Eine App schlägt mir ein Date vor, das aufgrund gemeinsamer Interessen vielleicht zu mir passen könnte. Und mein digitaler Kalender erinnert mich an den Geburtstag meiner Schwester, den ich im Stress fast vergessen hätte. Dann trete ich durch die Klinikpforten, und plötzlich bin ich auf zwei oder maximal drei Balken EDGE statt LTE. Da kriegt man schon Angst, tiefer in die Klinik hineinzugehen. Was kommt als Nächstes? Wird die Welt plötzlich wieder schwarz-weiß?

Zwei Probleme im Gesundheitssystem

Ich erzähle solche Anekdoten gern, wenn Menschen mich fragen, was denn das Problem im deutschen Gesundheitswesen ist. Selbst in den größten und renommiertesten Kliniken wird im Hintergrund improvisiert, um die Ecke gedacht und darauf gehofft, dass andere zufällig gerade helfen können. Und zwar nicht, weil ausnahmsweise etwas schiefgelaufen oder ein außergewöhnlicher Problemfall eingetreten ist – Ausnahmesituationen gibt es überall, vermutlich selbst auf der Raumstation ISS. Aber in diesem Fall und in vielen anderen Fällen ist das einfach der normale Krankenhausalltag.

Auch wenn die Anekdote schon ein paar Jahre her ist, hat sich nichts Grundlegendes geändert. Hier und da wird etwas getan, aber der große Schritt nach vorn bleibt aus. Das Personal ist weiter gestresst, die Kranken sind weiter genervt. Für mich zeigt diese Geschichte daher immer noch mehrere Dinge, die auch in diesem Buch zentral sein werden. Erstens: Wir brauchen die digitale Patientenakte. Ich meine damit eine funktionierende Akte, die der komplexen Gegenwart angemessen ist und Patienten wie Kliniken wirklich dient. Seit Anfang 2021 können alle in Deutschland Versicherten sich eine ePA bei ihrer Krankenkasse einrichten lassen, das hat ein Gesetz so festgelegt. Es ist allerdings kein Wunder, dass auch heute noch kaum jemand von ihr gehört hat und fast niemand sie wirklich benutzt. Denn sie setzt den Fokus noch falsch. Sie sammelt zwar alle Krankheitsdaten, gibt aber nicht an, ob die Person raucht, allein lebt oder in einer gesunden Umgebung ihre Zeit verbringt. Jede Apple Watch hilft den Menschen mehr als die derzeitige elektronische Patientenakte. Dazu im nächsten Kapitel mehr.

Seit Jahrzehnten hört man aus verschiedenen alternativen Szenen die Klage, dass »unsere westliche Medizin« immer nur die Kranken behandle und nicht die Gesunden gesund erhalte. Dass sie immer zu spät komme und nur reparieren könne, nicht aber den Motor gut am Laufen halten. Deswegen sind exotische Behandlungstechniken zu uns gekommen, die Traditionelle Chinesische Medizin, der Taoismus, das Tai Chi, das Yoga und vieles mehr – sie alle verfolgen die Idee, auch gesunde Menschen zu behandeln, um deren Wohlbefinden zu erhalten, bevor es zu einem Leiden kommt. Und wir haben die »Biomedizin«, so nennen wir Fachleute das Update der Schulmedizin, also die ganz modernen Behandlungsmethoden, gestützt von der Forschung. Auch die kommt im Moment an ihre Grenzen.

Doch nun ist der historische Moment da. Die Chance, die wir ergreifen müssen. Jetzt könnte alles anders werden. Die Technologie, die künstliche Intelligenz (KI), die evidenzbasierte Medizin und die aktuelle Wissenschaft rücken zurzeit den Traum, die Menschen länger in besserer Gesundheit leben zu lassen und nicht mehr nur die Symptome der bereits Kranken in den Blick zu nehmen, in greifbare Nähe. Natürlich werden wir immer auch den Krebs, die Beinbrüche, den Diabetes, die Malaria und alles andere behandeln, was schon ausgebrochen ist. Aber wir haben genau jetzt die historische Chance, die Lebensqualität der Menschen zu steigern (was übrigens für jeden Menschen etwas anderes bedeutet, auch das müssen wir berücksichtigen) und sie individuell optimal zu fördern, damit potenzielle Krankheiten gar nicht erst entstehen. Aber wir nutzen diese Chance bisher nicht.

Deswegen müsste auch die Patientenakte schon viel weiter sein. Sie dürfte kein spleeniges Experiment sein, von dem die Versicherten nicht genau wissen, warum sie es brauchen könnten. Sie müsste ein Eckpfeiler einer neuen Medizin sein, und sie müsste einen echten Gewinn bedeuten für alle. Um eines gleich vorwegzunehmen: Wir werden in diesem Zusammenhang über den Datenschutz reden müssen, ein Thema, bei dem besonders die Deutschen sehr sensibel sind. Aber wir werden auch über die modernen Lösungen reden, die es für dieses Problem ja längst gibt, etwa in Skandinavien und in Kanada.

Die Anekdote vom Patienten Lehmann illustriert aus meiner Sicht auch, wie dringend wir unser Gesundheitssystem grundlegend ändern müssen. Denn sie zeigt, unter welcher Belastung Ärztinnen und Ärzte arbeiten müssen. Das ist ein Problem, über das viel zu wenig gesprochen wird. Ich werde ihm ein eigenes Kapitel widmen. Es lohnt sich aber, das schon jetzt im Kopf zu behalten: Die Menschen, die in diesem Land (und in Europa) heilen sollen, sind selbst schwer belastet. Ihre Arbeitssituation wäre in kaum einem anderen Bereich so akzeptabel. Das geht bis hin zu Situationen, in denen man als Arzt am Tag eine normale Schicht arbeitet, dann noch die ganze Nacht in den Bereitschaftsdienst geht und so manchmal rund 24 Stunden arbeitet. Dabei ist man zu zweit für mehrere Hundert Betten zuständig und muss morgens noch die neuen Fälle aus der Notaufnahme übergeben – das hält niemand lange aus, und das dient auch den Patientinnen und Patienten nicht. Und die Arbeit, die man dann geleistet hat, war stressig. Es mag ruhig aussehen, aber überall lauert

Gefahr. Man fahndet im System immer nach Fehlern, die ein Problem machen könnten. Schaut im Computer auf die Warteliste, und immer drängt die Frage, ob eine Person vielleicht nicht mehr länger warten kann. Es kommt auf jeden einzelnen Fall an.

Wir müssen unser Gesundheitssystem umstellen. Von einem, das der Lage immer nur hinterherläuft, auf eines, das lernen kann, das auf mögliche Probleme aktiv zugeht und das für jede und jeden die Zukunft im Auge hat.

Warum wir eine echte digitale Patientenakte brauchen

Wenn wir über die elektronische Patientenakte reden, müssen wir zugleich das große Problem der Digitalisierung mit ins Auge fassen: die Sicherheit. Der Chaos Computer Club (CCC), die Vereinigung deutscher Hacker und die erste Adresse für Fragen der Computersicherheit, schlug im September 2022 wegen einer ähnlichen, aber simpleren Neuheit Alarm: Das E-Rezept sei weder sicher noch halte es die Vorgaben des Datenschutzes ein. Die Meldung kam zu dem Zeitpunkt, als das digitale Rezept eingeführt wurde, das irgendwann die altbekannten rosafarbenen Zettel ersetzen soll. Der CCC kritisierte gleich mehrere Punkte: Bei einem Ausfall der digitalen Infrastruktur (wie es ihn im Jahr 2020 gab) wäre es wochenlang unmöglich, Rezepte einzulösen; eine Ende-zu-Ende-Verschlüsselung sei nicht vorgesehen, die zentral eingesetzte Technologie sei veraltet und das Zusammenspiel der elektronischen Versichertenkarte mit dem E-Rezept sei außerdem nicht gut genug gegen Angriffe von Betrügern abgesichert.

Wie gesagt: Hier geht es nur um das digitale Rezept, also noch nicht einmal um die digitale Patientenakte, für die ich mich ausspreche.

Aber wenn schon das einfache E-Rezept nicht störungsfrei funktioniert – wie schwer hat es dann erst der Plan, unsere Gesundheitsdaten zentral zu lagern und abrufbar zu machen? Eine brauchbare E-Patientenakte wird niemals kommen, wenn wir nicht kluge Antworten auf die Fragen des Datenschutzes finden. Der Chaos Computer Club hat schon mehrmals Schwachstellen in deutschen Gesundheitsnetzwerken kritisiert. Etwa, weil das sogenannte Telematik-Netzwerk der etwas über 100 000 deutschen Arztpraxen nicht gut genug gegen böswillige Hacker geschützt ist.

Diese Kritik ist gut und wichtig, aber sie bedeutet noch lange nicht, dass die digitale Speicherung von Gesundheitsdaten grundsätzlich falsch oder unmoralisch wäre. Gesundheitsdaten sind auch nicht gleich Gesundheitsdaten. Es gibt harmlose, deren Freigabe jedem Patienten helfen würde, und es gibt sensiblere, für die man andere Lösungen finden könnte, etwa eine höhere Sicherheitsstufe. Dazu später mehr. Jedenfalls lässt das alles nur einen Schluss zu: Eine kluge und sichere digitale Akte muss her, damit auch Menschen wie Herr Lehmann sicher und schnell behandelt werden können.

Dass Deutschland noch solche Debatten führt, wie man sie jetzt hört, ist ein Skandal. Die Probleme sind groß und drängend, und wir diskutieren über Nebenaspekte von Kleinkram. Die medizinische Versorgung ändert sich sowieso gerade grundlegend – und der Wandel führt uns ohnehin weiter in die Digitalisierung hinein, in der Medizin wie in allen anderen Lebens- und Arbeitsbereichen. Es geht jetzt darum, diesen Weg bewusst zu gehen. Den Übergang in die Digitalisierung gezielt zu lenken und nicht einfach nur hineinzustolpern.

Wer bisher noch nicht wahrhaben will, dass der Gesundheitsbereich umfassend digitalisiert werden wird, sollte einfach mal die wirtschaftlichen Probleme anschauen, die sich vor uns auftürmen:

Kliniken und Praxen stehen unter dem Druck, ihre Kosten zu senken. Neue Unternehmen und Institutionen drängen in den Gesundheitsbereich und verändern die althergebrachten Strukturen, man denke etwa an Firmen, die Praxen aufkaufen, dort ärztliches Personal als Angestellte einsetzen, aber den Verbund selbst leiten. Oder an Dienste wie die Termin-Software »Doctolib«, die sehr erfolgreich sind. (Terminvergabe ist nicht gerade *cutting edge* innovativ, und es sagt deshalb viel über den Zustand in Deutschland aus, dass man dieses Beispiel heranziehen muss, wenn es um die Digitalisierung der Medizin geht.)

Die Corona-Jahre haben allerdings die Telemedizin und die Online-Beratung beschleunigt und breiten Publikumskreisen nahegebracht. Der Wandel ist seitdem nicht mehr aufzuhalten. Und er wird radikal sein. Man kann durchaus daran denken, wie nachhaltig der Online-Handel viele Branchen für immer verändert hat. Auch wenn der Vergleich etwas hinkt – Gesundheitsvorsorge und Medizin sind sehr eigenwillige Systeme mit ganz besonderen Gesetzen –, was die Intensität des Wandels betrifft, passt er. Die schlechteste Lösung wäre nun, die Veränderungen zu ignorieren und planlos in die Zukunft hineinzustolpern.

Warum wir keine schlechte digitale Akte brauchen

Die klinische Realität wird komplexer. Bei den Diagnosen wird heute viel mehr Technologie eingesetzt als früher. In den seltensten Fällen stehen alle notwendigen Geräte an einem Ort bzw. in einer Praxis. Da ist es naheliegend, dass immer wieder irgendwer den Überblick verliert. Die elektronische Patientenakte könnte Diagnoseprozesse abkürzen, und die lange Suche nach Informationen – siehe Herr Lehmann – könnte wegfallen.

Bisher ist das alles aber technisch schlecht gelöst: Das Design ist miserabel und fällt weit hinter dem zurück, was wir von Apple & Co heute gewöhnt sind. Man muss sich durch zahllose Punkte klicken, um zu einer Information zu kommen, und die ist dann kaum aufbereitet. Alles ist durcheinander. Die digitale Akte soll zum Beispiel automatisch warnen, falls man im Begriff ist, etwas zu verschreiben, was diesem konkreten Patienten vielleicht wegen einer anderen Krankheit schaden könnte. Leider warnt sie aber so oft, dass schon der Begriff »Alert Fatigue« aufgekommen ist. Die Warnungen ergeben mitunter keinen Sinn und werden deshalb meist ignoriert. Eine amerikanische Umfrage unter Fachleuten kam zu dem Ergebnis, dass 80 Prozent der Mediziner sich gestresst fühlen, wenn sie mit elektronischen Patientenakten in verschiedenen System arbeiten müssen und die Daten nicht austauschbar sind. Man könnte es auch so sagen: Zusätzliche, zeitraubende Arbeit macht uns Ärzten das Leben zur Hölle.

Aber das Potenzial ist da! Man könnte intelligente Warnungen entwickeln, wenn man die Daten intelligent aufbereiten würde. Dann könnte man medizinische Fehler vermeiden und doppeltes Arbeiten und doppelte Tests oder Untersuchungen ebenfalls. Letztere sind nicht nur teuer, erzeugen CO_2 und Abfall, sondern sind teilweise auch belastend oder gefährlich für die Patienten, etwa Röntgen oder Probenentnahmen. So kann die Digitalisierung also auch Kosten sparen. Die Sicherheit erhöht sich und letztlich auch die Qualität der medizinischen Versorgung überhaupt.

Es wäre möglich, noch viel weiter zu gehen: Moderne Systeme könnten die Wahrscheinlichkeit eines Herzinfarkts kalkulieren oder auf Osteoporose und damit auf das Risiko von Knochenbrüchen hinweisen. Sie könnten sogar vor manchen Arten von Krebs warnen, die bei bestimmten Menschen wahrscheinlicher sind als bei anderen. So etwas weiß die digitale Patientenakte – theoretisch.

Denn tatsächlich gibt es sie in dieser Weise noch gar nicht. Natürlich gibt es »Digital Health Records«, abgekürzt EHR, beinahe in der ganzen westlichen Welt und auch bei uns. Aber sie sind allen verhasst, die damit arbeiten müssen, denn sie sind kompliziert, schlecht programmiert, nicht benutzerfreundlich und selten mit anderen Systemen kompatibel. Sie existieren jeweils nur für eine Krankenhauskette oder einen Anbieter, also letztlich als Insellösung, auch wenn diese Inseln manchmal sehr groß sind. Aber selbst die USA, das Mutterland der Digitalisierung, haben da noch mit Problemen zu kämpfen, und viele europäische Länder liegen noch meilenweit dahinter zurück. Dabei gibt es interessante Beispiele aus Dänemark, Spanien oder Estland.

In den USA berichtete der Stanford-Professor Abraham Verghese, ein Pionier im Ringen um eine kluge und menschenzentrierte Digitalisierung der Medizin, von einem wahren Fall: Eine 55-jährige Frau asiatischer Abstammung kommt mit Asthma zum Arzt. Außerdem hat sie einen rätselhaften Anstieg ihres Bluthochdrucks. Nun könnte das System, das die digitalen Krankenakten verwaltet, nach ähnlichen Patientinnen suchen. Das ließe sich anonymisiert und datenschutzkonform durchführen. Ohne die Namen oder andere private Daten der konkreten Personen zu erfahren, könnte das System abfragen, wie ähnliche Fälle auf bestimmte blutdrucksenkende Medikamente reagiert haben. Die Empfehlung wäre damit individueller. Und mehr noch: Das System könnte eine Vermutung sogar dann abgeben, wenn gar keine Studie zu dem bestimmten Thema verfügbar ist.

Damit haben wir noch nicht einmal über künstliche Intelligenz gesprochen und über das, was ein KI-Algorithmus möglicherweise in den Daten sehen könnte – in anderen Bereichen sind das oft Dinge, die dem menschlichen Auge gar nicht auffallen. Aber in

Deutschland, und eigentlich auch im Rest Europas, wäre es schon ein riesiger Fortschritt, wenn überhaupt protokolliert werden würde, was bei einem Patienten oder einer Patientin über die Jahre passiert. Das gilt erst recht bei Krankheiten, die eine regelmäßige Behandlung benötigen. Ich möchte ein Beispiel dazu geben: Manche Chemotherapien reduzieren im Körper die Produktion von roten und weißen Blutkörperchen und Blutplättchen. Die meisten Menschen brauchen etwa drei Wochen, bis sich das wieder normalisiert hat. Deswegen bestellen wir abhängig von der Chemo in der Regel alle Patienten an Tag 22 wieder für die nächste Behandlung ein. Bei manchen Menschen, und gar nicht so wenigen, reicht diese Pause aber nicht. Sie sind nach 22 Tagen noch nicht wieder so fit, dass sie schon die nächste Chemo verkraften können. Diese Patienten fahren dann also oft mit öffentlichen Verkehrsmitteln früh morgens los und stehen um Punkt sieben in der Klinik. Angehörige nehmen sich von der Arbeit frei, um sie zu begleiten. Dann geht es zur Blutentnahme. Die Menschen warten nervös und müde im Wartezimmer oder im eigenen Bett. Irgendwann komme ich dann und muss erklären: »Tut mir leid, Ihr Immunsystem ist noch zu schwach, kommen Sie bitte in drei Tagen wieder. Ich kann aber nicht garantieren, dass es dann besser ist.« Nun waren sie völlig umsonst da. Krankenhäuser sind die Orte mit der höchsten Dichte an gefährlichen Keimen – sehr gefährlich für einen Krebskranken in der Chemo. Ausgerechnet diese Menschen lassen wir, oftmals in ihren letzten Lebensmonaten, so oft ins Krankenhaus fahren. Dabei ginge es auch anders: Man könnte ihnen einen Heimbluttest anbieten oder den Hausarzt am Vortag die Werte checken lassen. Und wer etwas länger zur Regeneration braucht als 22 Tage, kommt dann eben später. Das wäre schon eine massive Vereinfachung und Erleichterung für die Patienten und die Ärzte – sogar ganz ohne KI. Man müsste einfach nur sinnvoll mit den Daten arbeiten und die Behandlung individuell anpassen können. Und was für diese spezielle Person gut ist, stünde dann in ihrer Patientenakte, leicht sichtbar für alle, die an der künftigen Behandlung mitwirken.

Zurzeit findet das allenfalls statt, wenn die Behandlung von einer einzigen Institution, besser noch von einer einzigen Person durchgeführt wird. Es gibt keine einheitlichen Systeme und keine Standards. Die Daten können nicht gut aufgehoben werden, und sollte die Behandlung in fünf Jahren noch einmal nötig werden, sind nicht selten alle Informationen von der ersten Behandlung weg. Ich hatte einmal für eine Forschungsarbeit einen anonymisierten Datensatz mit den Informationen zu einer Viertelmillion Patienten auf meinem Bildschirm. Bei fast der Hälfte fehlte die Diagnose – dabei wird eigentlich niemand ohne Diagnose irgendwo aufgenommen. Und für jeden Laborwert gab es mehrere Varianten, wie er bezeichnet wurde. Für Leukozyten stand da manchmal »LEU«, manchmal »LEUKOZYTEN« und hin und wieder nur »LEUCOS«. Dann gab es rätselhafterweise für jede dieser Arten verschiedene Referenzwerte, und man konnte nur Anhand der Ergebnisse erraten, ob der Wert im Urin, im Liquor (einer innerhalb des Gehirns und um das Rückenmark herum vorkommenden Körperflüssigkeit) oder im Blut bestimmt wurde. Es war ein Wildwuchs, der die Vergleichbarkeit sehr einschränkte und die Auswertung zur Hölle machte.

Weniger Daten sammeln heißt mehr reden

Herr Lehmann hatte seinen Eingriff in einem anderen Krankenhaus und kommt einige Monate später zu mir in die Klinik – in dieser Situation haben wir derzeit nicht einmal die Chance, dass sich Daten weiterverwenden oder übertragen lassen. Ehrlich gesagt ist das nicht einmal innerhalb einer großen Institution der Normalfall. Selbst wenn die aktuellen Beschwerden direkt mit der Krankheit von vor einigen Monaten zusammenhängen, habe ich als Arzt nicht die Möglichkeit, das ohne großen Aufwand festzustellen. Man stelle sich vor, Herr Lehmann wäre bewusstlos oder volltrunken gewesen – dann hätte ich überhaupt keine Chance gehabt, seine Krankengeschichte etwas auszuleuchten. Mit einer digitalen Akte hingegen wäre es nur ein Klick gewesen. Ich hätte auf einen Blick alles gesehen, was ich wissen muss, und ich hätte mit Herrn Lehmann ein fundiertes Gespräch führen können: Wie fühlen Sie sich? Was ist in Ihrem Leben los, das ein Risikofaktor für Ihr Herz-Kreislauf-System sein könnte? Vielleicht wären wir so darauf gekommen, dass er einen Psychotherapeuten braucht oder eine andere Maßnahme, die ihm hilft, sein Leben zu verändern.

Die Geschichte eines Menschen entscheidet über alles, und je genauer wir sie kennen, desto besser können wir ihn heilen. Die Kritik, dass in Behandlungszimmern heute immer weniger geredet wird und dass die Menschen sich nicht mehr aufgenommen und verstanden fühlen, ist ein Allgemeinplatz seit mindestens 20 Jahren. Und tatsächlich möchten alle, ob aufseiten der Ärzteschaft oder der zu Behandelnden, dass ein gutes Gespräch im Zentrum steht, ein menschlicher Kontakt. Echte menschliche Begegnungen geben auch Kraft – nicht nur den Kranken, sondern auch uns Medizinern. Doch wir werden systematisch gezwungen, persönliche Gespräche zu begrenzen. Genau dabei könnte die Digitalisierung helfen: Wenn ich nur 15 Minuten für jeden Kontakt habe, macht es nun einen großen Unterschied, ob ich 13 Minuten lang Daten sammeln muss und dann zwei Minuten mit dem Patienten reden kann, oder ob diese zeitlichen Anteile umgekehrt verteilt sind.

Manchmal haben Ärztinnen und Ärzte große Angst, dass sie eines Tages von Maschinen verdrängt werden. Ich weiß noch genau, wie eine erfahrene Kollegin mit mir darüber sprach, als ich gerade neu am Krankenhaus war. »Schau mal«, sagte sie zu mir. »Das hier ist Papier. Ein ganz nützliches Medium. Da kommt nichts weg.« Sie war richtig emotional und hielt mir eine kleine Standpauke, weil ich schon mehrmals von den Vorzügen einer Digitalisierung mit Augenmaß gesprochen hatte.

Die ältere Generation ernst nehmen

Dabei nehme ich solche Sorgen sehr ernst. Ich widerspreche immer wieder, wenn manche Unternehmer die durchaus berechtigten Bedenken der jetzt amtierenden Chefarzt-Generation nicht mehr sehen wollen. Man muss aber auch sagen: Es war nicht alles besser, als es nur Papier gab. So ist es doch schon Gegenstand etlicher Witze, wie Apotheker mühsam versuchen, die unleserliche Klaue eines Arztes zu entziffern.

Trotz der fortschreitenden Digitalisierung werden wir immer auch noch das menschliche Urteil brauchen. Selbst hoch entwickelte Programme haben nicht alle Daten oder schätzen Risiken falsch ein, weil sie nicht holistisch denken können. Mir fällt dazu ein Beispiel ein, bei dem es auf den menschlichen Geruchssinn ankam: Ich hatte als Student einmal einen Patienten, der im Konsultationsgespräch sagte, er würde nicht mehr rauchen. Schon seit Monaten nicht mehr. Als er ging, fragte mich der Arzt, dem ich gerade beisitzen durfte, was ich von den Aussagen des Patienten halte. Ich sagte, ich fände es toll, dass er das schafft. Dann ließ mich der Arzt an der Akte riechen, die der Patient mitgebracht hatte. Ganz klar: verqualmt. »Unser Patient sagt uns leider nicht die Wahrheit«, erklärte mir der Arzt. »Ich denke, er raucht täglich mehrfach.« Später habe ich gelernt, das in meine Bewertungen mit einzubeziehen: Menschen färben ihre Situation oft schöner, als sie ist. Mir berichtete ein männlicher Patient auf Station, dass bei ihm alles gut sei – und dann kam seine Ehefrau nach dem

Gespräch noch einmal zu mir, um mir zu erklären, wie es ihm wirklich ging und was er sich alles nicht zu sagen traute.

Computer wissen auch nicht, wer in einer Gegend wohnt, in der die meisten Menschen sich schlecht ernähren und wenig auf ihre Gesundheit achten. Computer können nur Wahrscheinlichkeiten angeben – das kennen wir alle von der Wettervorhersage. Sie besagt, dass es mit 60-prozentiger Wahrscheinlichkeit regnet. Aber ob es mich stört, deshalb den Regenschirm mit Pokémon-Motiv mit mir herumzutragen, den ich als einzigen griffbereit habe, kann sie nicht sagen. Und sie weiß auch nicht, dass es mich gar nicht stört, ein wenig nass zu werden. Computer wissen nicht, dass die Freunde eines Patienten vielleicht regelmäßig in der Eckkneipe sitzen und dass er sonst kaum Sozialkontakte hat. Der ärztliche Blick ist nicht zu ersetzen.

Die Situation mit Computern in der Medizin ist in dieser Hinsicht etwas anders als in anderen Branchen. Wir brauchen auch Fähigkeiten, die auf der guten alten Urteilskraft basieren. Algorithmen sollen diese nicht ersetzen, sondern unterstützen. Mit einer guten digitalen Akte würden wir nicht mehr, sondern weniger Zeit am Computer verbringen. Es gibt Vorurteile gegen die digitale Patientenakte, aber sie beziehen sich auf die aktuelle Situation, auf die Schlamperei bei der Umsetzung und die Unsicherheit beim Datenschutz. Diese Vorbehalte wären alle abbaubar. Eine kluge, wirklich moderne digitale Akte würde die Situation für alle viel einfacher machen, und sie würde manch ein Menschenleben retten.

DIE DIGITALE PATIENTENAKTE: ES GIBT SIE, ABER SIE TAUGT NICHTS. WAS WIR BRAUCHEN, IST EIN »DIGITALER ZWILLING«

*Die elektronische Patientenakte wurde
in Deutschland schon 2021 eingeführt.
Sie taugt aber nichts.
Richtig angenommen wird sie auch nicht,
weniger als ein Prozent der Bevölkerung nutzen
sie. Das ist keine sinnvolle Digitalisierung,
sondern Geldverschwendung.*

Herr Lehmann, der seine eigene Krankengeschichte nicht kannte oder nicht darüber reden wollte, ist kein Einzelfall. Oft habe ich mir gewünscht, ich könnte auf einen Blick sehen, was andere Kliniken bei einer Person schon diagnostiziert und behandelt haben. Manchmal habe ich mich auf eine detektivische Suche nach Informationen machen müssen, die anderswo schon erhoben wurden. Und oft hatten die Menschen nicht alle Unterlagen dabei, die ich für eine perfekte Therapie gerade brauchte.

In der Notaufnahme sowieso nicht, weil dorthin natürlich fast alle ungeplant kommen. Aber auch sonst, wenn wir Menschen neu ins Krankenhaus aufnehmen, haben nur wenige alles Wichtige dabei – selbst wenn es ihnen vorher gesagt wird. Einige machen sich viel Mühe und bringen alles strukturiert mit, bis hin zum Impfpass. Und einige meinen es dabei auch zu gut: Ich habe schon handgeschriebene Blätter in die Hand gedrückt bekommen, auf denen stand, dass jemand als Frühchen geboren wurde, als Kind eine Operation an der Nasenscheidewand hatte und so weiter. Oder jemand hat eine ganze Tüte mit alten Medikamentenpackungen, Unterlagen und anderem Chaos dabei. Es gibt also auch das Problem, dass viel zu viele Informationen vorliegen, aber völlig unstrukturiert und unzusammenhängend. Alle diese Szenarien sind genauso frustrierend wie das mit Herrn Lehmann, der nichts wusste und alles mir überlassen wollte, seinem Arzt.

Aber denken Sie selbst einmal an den Ordner in Ihrem Regal mit den medizinischen Unterlagen. Kann ein Außenstehender den verstehen, können Sie selbst ihn verstehen? Die meisten Menschen müssten das verneinen. Man heftet Wichtiges neben Unwichtigem ab, und man bekommt als Patient ja auch gar nicht alle Diagnosen und jedes Blutbild nach der Behandlung ausgehändigt. Einige Impfungen stehen im Impfpass, andere nicht. Wenn die Rettungsdienste einen Notfall haben, fahren sie den gern dorthin, wo er zuletzt behandelt wurde. Denn sie wissen: Dort kennt man diese Person, und dort liegen die entscheidenden Unterlagen über sie vor. Dort ist dieser Patient also einfach sicherer.

Eine gute digitale Akte, in die einfach alles eingeht, egal von welcher Praxis oder welcher Klinik, könnte die Arbeit immens erleichtern – und bestimmt auch manchmal ein Leben retten. Dazu müssen aber alle relevanten Informationen strukturiert dargestellt werden. Die

Informationen sollten nicht einfach nur wie in eine digitale Tüte hineingeworfen sein, sondern in Standardformaten, sodass ich sie durchsuchen und mir alles darstellen lassen kann, was für die Behandlung gerade wichtig ist.

Wer die Nachrichten aus dem Gesundheitsbereich verfolgt, wird womöglich jetzt sagen: Aber das gibt es doch alles schon! Seit 2024 wird die elektronische Patientenakte automatisch für alle Versicherten eingerichtet – ist damit nicht alles gut? Oder zumindest alles modern?

Bitte nicht fallen lassen!

Zum Thema moderne Technik in der Klinik noch eine Anekdote aus meinem Arbeitsalltag: Ich betrete morgens das Krankenhaus, und ein Assistent kommt auf mich zu, um mir meinen Pieper zu überreichen. Kein Witz – eines dieser Geräte, das alle aus den Arztserien der Neunziger kennen, das man sich an die Kitteltasche steckt und das laut piept, wenn ich mich auf der Station melden soll. Dann muss ich zum nächsten Telefon rennen und die Nummer auf dem Pieper zurückrufen. Ein beliebter Streich ist, dass man 110 angibt, was zu sehr unterhaltsamen (und unnötigen) Anrufen beim Notruf führt.

»Bitte lass es nicht fallen, Sven«, sagt der übermüdete Kollege noch, »wir haben nicht so viele davon, und die kosten 400 Euro pro Stück.« Na klar, denke ich, weil ihr die im Museum bestellen müsst. Das sage ich aber nicht laut, denn der arme Mann kann ja nichts dafür.

In solchen Momenten wird mir das Nebeneinander der technischen Levels schmerzlich bewusst: Die digitalen Systeme, die wir in der Freizeit ganz selbstverständlich nutzen, denken vorausschauend, sind individuell auf die einzelnen Menschen zugeschnitten und erleichtern uns das Leben ohne großen Aufwand. Man bemerkt sie kaum. Aber die Systeme, die im Krankenhaus (oder in vielen Arztpraxen) im Einsatz sind, stehen heute technisch auf einem Niveau, das vor zehn bis zwanzig Jahren up to date war.

Mit der Akte, der »ePA«, der elektronischen Patientenakte, ist es leider genauso. Sie war schon bei ihrer Geburt total veraltet und ist längst nicht auf dem Stand dessen, was möglich wäre, ja nicht einmal auf dem Stand dessen, was andere Länder schon schaffen.

Sie wussten gar nicht, dass es bei uns schon eine elektronische Patientenakte gibt und dass es möglich ist, alle seine medizinischen Daten an einem virtuellen Ort zu lagern? Dann befinden Sie sich in guter Gesellschaft. Oder jedenfalls in sehr großer Gesellschaft: Mehr als 99 Prozent der Krankenversicherten machen es wie Sie und lassen alles beim Alten. In den Arztpraxen wird man auch nicht gerade offensiv über die neuen digitalen Möglichkeiten informiert, unter anderem, weil auch dort noch niemand so genau weiß, wie man sie zum Vorteil aller nutzen kann. Es gibt eine Broschüre dazu, die kompliziert zu lesen ist und in den meisten Fällen kaum beachtet in irgendeiner Ecke oder auf einem Stapel im Wartezimmer liegt. Die Praxen sind allzu oft sowieso schon überfordert mit der Verwaltung ihrer Daten.

Es wird ihnen auch nicht gerade leicht gemacht. In einer sogenannten Ausarbeitung des Deutschen Bundestages vom Februar 2022 heißt es: »Seit dem 1. Januar 2021 können Patienten auf Antrag über eine App ihrer jeweiligen Krankenkassen Zugriff zur ePA erhalten und dort verschiedene Dokumente hochladen.« Am Computer geht es bisher nicht, sondern nur mit einer App. Für manche ist das ein Problem. Daher kommt dann eine Passage, über die ich als Arzt ein wenig lachen muss: »Personen ohne Smartphone oder Tablet können sich aber beispielsweise in Arztpraxen registrieren und dort auch Dokumente hochladen lassen.« Die Arztpraxis möchte ich sehen, in der so viel Zeit und Kapazitäten frei sind, dass das Team den Leuten noch in Ruhe erklären kann, wie man sich in ein neues System einarbeitet und dort Dokumente hochlädt. In den Arztpraxen, die ich von innen kenne, ist man froh, wenn der Betrieb überhaupt halbwegs läuft und niemand ausflippt, weil er schon wieder zwei Stunden auf engstem Raum zwischen lauter anderen Hustenden warten muss.

Und selbst wenn das alles funktionieren würde, wäre die deutsche ePA immer noch nicht das, was wir wirklich brauchen. Sie ist nur ein Ablagesystem für Diagnosen und Verordnungen, für all das, was passiert, wenn jemand als krank gilt. Das ist symptomatisch, denn zurzeit ist unser Gesundheitssystem eigentlich ein Krankheitssystem, das bloß auf akute Leiden reagiert und dabei immer einen Schritt hinterherhinkt. Es sollte aber ein Gesundheitssystem werden, das die Menschen gesund hält und ihr Wohlbefinden steigert. Das ist die große Aufgabe der nahen Zukunft.

Wie die Akte der Zukunft selbstständig denkt

Ich sehe drei Entwicklungsstufen der elektronischen Patientenakte: *Level 1* ist die digitale Aldi-Tüte: Man wirft einfach alles hinein in den verschiedensten Formaten, und wer etwas sucht, muss darin wühlen. Das ist der Stand, den wir in Deutschland jetzt haben, bei den wenigen, die ihre ePA wirklich benutzen.

Level 2 wäre eine Akte, die standardisiert und kuratiert ist. Die Informationen darin lassen sich filtern und sind übersichtlich und nachvollziehbar dargestellt in einem zeitgemäßen User-Interface. Das ist das, was wir als Nächstes umsetzen müssen – überall im Land, nicht nur als Insellösungen für bestimmte Kliniken oder Krankenhauskonzerne. Damit wäre schon viel gewonnen.

Aber dann ist auch noch ein *Level 3* denkbar, und da wird die Digitalisierung erst richtig interessant und zukunftsweisend. Das wäre ein präzises System, das die strukturierten Daten nutzt, um auf dieser Basis personalisierte Empfehlungen zu geben. Wenn eine generative KI wie ChatGPT heute die Informationen des Internets so gut nutzt, dass das Programm fast jede allgemeinsprachliche Frage beantworten kann, dann könnte ein solches System auch alle medizinischen Informationen auswerten und daraus Ratschläge oder Warnungen generieren.

Es lohnt sich, in diesem Zusammenhang kurz über die Frage nachzudenken: Wie kommen eigentlich ärztliche Empfehlungen zustande? Das geschieht nämlich mitnichten nur aufgrund des Bauchgefühls Ihres Hausarztes oder Ihrer Hausärztin, sondern dazu gibt es Leitlinien. Das sind »systematisch entwickelte Handlungsempfehlungen über die angemessene Behandlung einer Krankheit«, so heißt es beim Gesundheitsministerium. Die Leitlinien sind die große Autorität in der medizinischen Praxis. Die darin formulierten Empfehlungen sind evidenzbasiert, das heißt, sie spiegeln den Stand der wissenschaftlichen Erkenntnisse wider. Ein Beispiel: In der »Nationalen Versorgungsleitlinie Asthma« steht, wie diese Krankheit richtig zu diagnostizieren ist und welche Therapien empfohlen werden. Das klingt dann so: »Um die Diagnose eines Asthmas zu erhärten, soll eine variable, (partiell) reversible Atemwegsobstruktion durch eine Lungenfunktionsprüfung, typischerweise durch Spirometrie, nachgewiesen werden.« Das ist Fachchinesisch, aber unter Medizinern versteht das jeder. Wer daran zweifelt, kann sich jeweils anzeigen lassen, warum etwas so formuliert wurde. Dort sind dann zum Beispiel Studien hinterlegt.

Es gibt zahlreiche solcher nationalen Leitlinien, und sie sind grundsätzlich ein gutes und sinnvolles Hilfsmittel. Problematisch ist, dass sie jeweils für fünf Jahre festgelegt werden. Die Leitlinie Asthma ist von 2020, und erst im Herbst 2025 wird die Expertenkommission eine neue verabschieden. Damit ist das ganze Leitlinien-Konzept zu sperrig und zu langsam. Fünf Jahre sind beim heutigen Tempo der medizinischen Forschung eine Ewigkeit. Zu den wichtigsten Themen erscheinen jede Woche neue Forschungsergebnisse. Es gibt Online-Dienste, die alle aktuellen Informationen aus der Forschung zusammenstellen und aufbereiten. Der Idealzustand wäre, dass die jeweils aktuelle Forschung immer direkt in die Leitlinie aufgenommen wird und dass dann intelligente Systeme auf dieser Basis individuelle Empfehlungen geben können. Davon sind wir jedoch noch weit entfernt.

Das, was ich eben als »3. Level« bezeichnet habe, wäre ein Entscheidungs-Unterstützungs-System, das unseren begrenzten menschlichen Gehirnen mit einem Pool an fast unbegrenztem Wissen ein wenig Hilfestellung gibt. Man wäre damit aber keinesfalls der KI ausgeliefert – das ist eine weitverbreitete Angst, gerade in Deutschland. Denn tatsächlich werden die Ergebnisse immer noch dem ärztlichen Auge vorgelegt – der Mediziner hat durch die Unterstützung der KI aber viel bessere Daten, auf deren Grundlage dann gemeinsam mit dem Patienten entschieden wird. Das ist das Paradebeispiel für das, wovon ich immer rede: KI macht die Medizin menschlicher. Denn für den persönlichen Kontakt bleibt so mehr Zeit.

Eine solche Level-3-Patientenakte würde uns auch dem Ziel näher bringen, Krankheiten möglichst gar nicht erst aufkommen zu lassen. Denn es erkennt besser, als wir Ärzte es bisher können, wer gefährdet ist. Besonders, wenn es auch etwas über die Gewohnheiten, die Lebensumstände, die Ernährung und das Trainingslevel der Menschen weiß. Das System könnte erkennen, wer etwas Bestimmtes tun oder checken lassen sollte, und schlägt dieser Person etwas vor.

Um die richtigen Empfehlungen für die richtigen Menschen zu geben, brauchen wir ein lernendes System, das über die Jahre dokumentiert, wie jemand sich entwickelt. Das ist dann keine Krankenakte, sondern eher eine digitale Gesundheitsakte, die jede und jeden im Idealfall von der Geburt das ganze Leben lang begleitet und alle Gesundheits- und Krankheitsdaten beinhaltet. Eine solche Akte nennt man einen »digitalen Zwilling«.

Dieser Doppelgänger ist nicht unheimlich: Der digitale Zwilling

Der Begriff des »digitalen Zwillings« stammt eigentlich aus der Industrie. Dort werden heute Maschinen oder manchmal auch ganze Produktionsabläufe digital kopiert, sodass es dann eine Simulation gibt, in der jeder noch so kleine Schritt zu sehen ist, der auch in der realen Welt eine Rolle spielt. In diesem digitalen Modell lassen sich die Wirkungen kleinster Veränderungen untersuchen. Oft werden die Daten mit modernsten Sensoren erhoben, weil man ein möglichst genaues Bild erhalten möchte. Vom Rennwagen bis zur Windkraftanlage wird heute alles, das Bestand haben soll, auf diese Weise hergestellt und überwacht. Wenn wir das doch aus anderen Bereichen schon kennen und können, warum sollten wir diese Idee nicht auch auf uns selbst und den Gesundheitsbereich anwenden?

Ein digitaler Zwilling ist selbstverständlich nicht nur »krank«. Vielleicht enthält er bei allen, die ins Fitnessstudio gehen, auch die aktuellen Trainingspläne. Oder die Bestzeiten bei Sportlern. Die Länge der Wanderung, die jemand schafft. Die Menge der Zigaretten, die einer raucht, oder die Anzahl der Tage, an denen jemand Alkohol trinkt. Viele Frauen überwachen ihren Zyklus mit Apps wie »FLO« und »Period Tracker« – beide wurden schon über 100 Millionen Mal heruntergeladen und erreichen damit ernst zu nehmende, große Gruppen. Auch diese Daten könnten, wenn jemand das will, in die Akte einfließen.

Kurzum: Intelligente Algorithmen werden mit allen Daten gefüttert, die relevant sind – und das sind eben nicht nur Diagnosen und Verschreibungen. Der Wohnort spielt ebenso eine Rolle für das Gesundwerden und -bleiben, die Essgewohnheiten, das Alter und die Sonnentage im Jahr. Genauso wie das Kohlekraftwerk in der Nähe und der Bildungsgrad des Partners. Und es gibt sicher noch weitere Faktoren, die uns überhaupt nicht in den Sinn kommen. Die Dinge sind oft komplizierter, als man auf einen ersten schnellen Blick vermuten würde.

Eine Zeit lang gab es in der Forschung die These, dass Kaffee ein Faktor bei der Entstehung von Lungenkrebs sein könnte. Jedenfalls hatten Kaffeetrinker in mehreren Studien signifikant häufiger Lungenkarzinome. Bald wurde klar: Die zuerst vermutete Kausalität besteht so überhaupt nicht. Es ist einfach nur so, dass viele Kaffeetrinker gern rauchen. »Coffee and Cigarettes«, so heißt ein berühmter Film des New Yorker Regisseurs Jim Jarmusch, gehören für viele Menschen zusammen. Ihr erhöhtes Krebsrisiko entsteht also durch die Zigaretten und nicht durch den Kaffee.

Manche Zusammenhänge könnte eine KI überhaupt erst entdecken. Oder Vorhersagen treffen, wo Menschen das bisher nicht konnten. Ein gutes Beispiel dafür ist die sogenannte diabetische Retinopathie. Sie ist eine Komplikation des Diabetes. Die Blutgefäße im Auge verändern dabei ihre Durchlässigkeit, und es gibt Verstopfungen – das führt dann dazu, dass neue Gefäße gebildet werden, die Probleme auf der Netzhaut verursachen. (In Medizindeutsch: »abnorme Permeabilität und Verschluss mit Ischämie und anschließender Neovaskularisierung«.) Unbehandelt kann das Problem bis zum Sehverlust führen. Computer können voraussagen, dass diese Gefahr besteht. Dazu schauen künstliche Intelligenzen Bilder der Netzhaut an, sogenannte Retinografien, und erkennen winzige Veränderungen in den Blutgefäßen, bevor sie für das menschliche Auge überhaupt sichtbar sind. Computer können zudem große Mengen von Bildern in kurzer Zeit untersuchen, viel mehr, als ich es als Arzt leisten könnte. Wenn die KI auf diese Art das Vorab-Screening übernimmt, kann der behandelnde Augenarzt sich auf komplexere Aufgaben konzentrieren, einen Therapieplan erstellen und effektiver behandeln. Die Verwendung von KI zur Diagnose von diabetischer Retinopathie hat schon jetzt die Früherkennung und das Management dieser Krankheit merklich verbessert.

Aber die erste Voraussetzung für solche kleinen Wunder ist immer, dass wir ein kluges System mit gesundheitsrelevanten Daten füttern. Das sind zunächst die Daten aus dem Gesundheitssystem – zum einen die offensichtlichen, von der Blutgruppe bis hin zu den Therapien, die jemand macht. Zum anderen gibt es auch informationstechnische »Nebenprodukte«, die im medizinischen Alltag anfallen. Etwa: Müssen oft Behandlungen verschoben werden, weil jemand zu krank ist, um zu erscheinen? Was genau hindert ihn daran? Das kann man für die Zukunft berücksichtigen. Aber Daten, die außerhalb des Medizinsystems entstehen, sind wichtig. Auch Daten aus dem Alltag, die etwa durch Wearables oder Home Devices generiert werden. Manche Menschen treiben Sport und messen ihre Zeiten regelmäßig. Oder ihr Gewicht. Ihren Maximalpuls unter Belastung. Das alles könnte ein kluges System mit erfassen. Vielleicht ist der plötzliche Abfall Ihrer Zeit beim sonntäglichen Schwimmen ein wichtiges Signal, demnächst zum Kardiologen zu gehen.

Die Daten sind da, man könnte das erkennen – warum sollten wir diese Chancen verschenken? Selbst wenn wir uns darauf jetzt einigen könnten und wenn endlich mehr Menschen das Potenzial dieser Datensammlung erkennen würden, dann wären wir immer noch nicht viel weiter. Denn das Problem ist nicht nur, dass bisher kaum ein Mensch die digitale Akte will. Das Problem ist auch: So wie die elektronischen Akten derzeit sind, bringen sie wenig.

Die digitale Aldi-Tüte

Das liegt unter anderem daran, dass die elektronischen Akten überhaupt noch nicht leisten können, was sie leisten sollen. Schauen wir uns dazu an, welche Daten dort abgelegt werden können: Wer möchte, kann seine medizinischen Unterlagen, etwa alte Diagnosen und Berichte, einscannen und in die Akte hochladen. Sozusagen wie ein Bild, eine Kopie. Eine Suchfunktion gibt es allerdings nicht. Geht es um aufwendigere Daten als irgendwelche alten Papiere, etwa um MRT-Scans, ist die Lage noch dramatischer. Es gibt für sie nämlich kein Standardformat. Verschiedene Anbieter benutzen jeweils ihre eigenen Formate und ihre eigene Software. Deswegen bekommt man nach einem MRT immer noch eine CD-ROM zugeschickt, auf der die Daten liegen. Dort ist dann auch das Programm dabei, mit dem sich diese Bilder sichten lassen. Oft ist aber noch nicht einmal sicher, dass dieses Programm auf dem Computer der Hausarztpraxis laufen wird.

Die alten CDs, die manch einer von früheren Untersuchungen noch irgendwo zu Hause liegen hat, lassen sich sogar teilweise gar nicht in die ePA hochladen. Genau das wäre aber äußerst sinnvoll. Wenn bei einem Menschen im Gehirn zufällig eine sogenannte raumfordernde Problematik entdeckt wird – also etwas, das sich vergrößert, möglicherweise ein Tumor –, dann würde uns der zwanzig Jahre alte CT- oder MRT-Scan dieser Person, den sie damals hat machen lassen, als sie vielleicht einmal an schrecklichen Kopfschmerzen litt, sehr helfen. Man könnte dort nämlich nachschauen, ob der vermeintliche Tumor eventuell schon damals existierte, also ganz langsam wächst und deshalb gar nicht das Problem sein kann, das wir jetzt gerade suchen.

Für den Wildwuchs der Formate ist keine Lösung in Sicht, denn niemand, der wirklich etwas ändern könnte, bemüht sich um eine Vereinheitlichung. Apple wurde per Gesetz von der EU gezwungen, seinen eigenen Anschluss für Handy-Ladekabel aufzugeben und wie fast alle anderen Hersteller auch auf das sehr gute USB-C umzusteigen. Was bei Mobiltelefonen möglich ist, scheint für unsere Gesundheit aber nicht zu funktionieren. Stattdessen ist der Öffentlichkeit nicht einmal bekannt, was für ein massives Problem mit Daten-Standards wir in der Medizin haben. Und die Lobbyisten und Hersteller werden sich hüten, daran etwas zu ändern. Schließlich verdient jedes Unternehmen an seinem eigenen Datenformat.

Wenn nicht nur abfotografierte Dokumente abgelegt werden, sondern wirklich die Informationen in dafür vorgesehene Felder eingetragen werden können, sodass man ganz leicht nach bestimmten Aspekten suchen und sortieren kann, gibt es die Chance, mit diesen Daten zu arbeiten – in anderen Kliniken, nach einer Überweisung oder auch nach Jahren noch. Doch das geht nur, wenn diese Daten einem einheitlichen Standard folgen.

Babylonische Sprachverwirrung

Damit in einer digitalen Patientenakte immer eindeutig klar wird, was gemeint ist, wurden Standards geschaffen. Es gibt Hilfsmittel wie die medizinische Nomenklatur SNOMED-CT, außerdem die Codes der International Classification of Diseases (ICD) oder das System LOINC für Beobachtungen und Untersuchungen. Im Snomed ist zum Beispiel jeder Krankheit oder Störung eine Zahl zugeordnet. 31978002 ist ein Schienbeinbruch. 116680003 ist eine Blinddarmentzündung. Man kann auch die Lokalisation im Körper zusätzlich exakt codieren und weitere Details erfassen. Tatsächlich ist das aber nicht in allen Praxen und Kliniken im Einsatz. Oft ist zu wenig Personal geschult, die Zeit knapp, die alten Muster zu schwer zu überwinden.

Ich habe schon mehrmals mit großen Datensätzen zahlreicher Patienten zu tun gehabt, die es zusammenzuführen galt. Die Probleme wirken manchmal fast unüberwindbar: Hatte eine Person einen Infarkt erlitten, schrieb der eine Arzt »Herzinfarkt«, die nächste Ärztin »Myokardinfarkt«. Manchmal stand da auch einfach nur »H.I.« oder »M.I.« oder »ACS« bzw. »Akutes Coronar-Syndrom«. Sechs Varianten für dieselbe Sache. Für Bemerkungen wie »Z.n.« für »Zustand nach« oder »ausgeschlossen« oder »bestätigt« ist es noch schwieriger, weil jeder sie anders benutzt. Für einen Computer war das bisher schwer auszuwerten, mit der generativen KI wird da vieles besser – allerdings sind diese Informationen so wichtig und entscheidend, dass man sich noch nicht völlig auf Computer verlassen will. Es muss für mich als Arzt zumindest möglich sein, die Transkription noch einmal zu prüfen und das Original anzusehen – in bestimmten Fällen würde ich auch bei einem anderen Arzt oder einer anderen Ärztin noch einmal anrufen, um zu verifizieren, was er oder sie da geschrieben hat – auch Menschen machen ja Fehler. Insofern muss auch die Arbeit einer KI transparent nachvollziehbar sein. Das wird wichtig werden, überall da, wo künstliche Intelligenz eingeführt wird. Auch bezüglich scheinbarer Kleinigkeiten: Ob etwas »Zustand nach« ist oder »bestätigt« oder »ausgeschlossen«, ist manchmal lebensentscheidend. Aber wenn das alles gesichert ist, kann KI eine echte Hilfe sein.

Am Krankenhaus diktieren wir Ärzte unsere Schriftsätze, und eine eigens dafür eingerichtete Schreibabteilung transkribiert alles. Da sitzen Schreibkräfte ohne medizinische Vorbildung mit Kopfhörern in einem Raum, der aussieht wie ein Call-Center, und tippen alles ein, was ich in mein kleines Gerät diktiert oder auf meinem Zettel notiert habe. Doch dabei können Fehler entstehen. Die schönsten Stilblüten sammeln wir. So etwas hängt dann gut versteckt hinter einer Tür oder an der Pinnwand im Zimmer für den Bereitschaftsdienst. Hier ein Auszug aus dieser Liste:

Was im Bericht stand	Was eigentlich gemeint war
Analfrisur	Analfissur
Picknick-Syndrom	Pickwick-Syndrom (eine besondere Form der Atemschwäche)
Korsar-Kopf-Syndrom	Korsakoff-Syndrom (eine Amnesie, tritt etwa in Folge von Alkoholmissbrauch auf)
Akutes Duschgangs-Syndrom	Durchgangssyndrom (eine Sammlung psychopathologischer Symptome, die nach operativen Eingriffen auftreten. Betroffene leiden insbesondere unter Verwirrtheit)
frühkindischer Hirnschaden	frühkindlicher ...
postnekrotisches Durchgangssyndrom	Gemeint war »postoperatives« — Nekrose ist das Absterben von Zellen
Schaf-Apnoe-Syndrom	Schlafapnoe-Syndrom
Brillenträger wegen Pressbiopsie	Gemeint war Presbyopie, die Alterssichtigkeit. Eine Biopsie ist die Entnahme von Proben aus einem Organismus zur weiteren Untersuchung. Der Ausdruck »Pressbiopsie« erzeugt bei uns wilde Bilder.
Renault-Syndrom	Raynaud
Speiseohrenkrebs	Speiseröhrenkrebs

Was im Bericht stand	Was eigentlich gemeint war
Augenklappeninsuffizienz	Aortenklappeninsuffizienz
Absolute Arrhythmie bei Vorhautflimmern	...Vorhofflimmern
Korb Limonade	Cor pulmonale (rechtsseitige Vergrößerung des Herzens)
Superguter Myokardinfekt	Subakuter Myokardinfarkt
Leistenpils	Leistenpuls
Schlumpfniere rechts	Schrumpfniere
rechtsradikale Dekompensation	rechtskardial
Hüpfgelenk-Prothese	Hüftgelenk
Allergien: Peniszilin, Frühbluter und Polen	Penicillin, Frühblüher und Pollen
Sofaritzenblutung	Varizenblutung
Anus Bräter	Anus praeter
Erektionsfraktion	Ejektionsfraktion
Prophylaktische Ganzhirneradikation	Ganzhirnradiatio, also Ganzhirnbestrahlung, wird prophylaktisch bei Krebspatienten durchgeführt, wenn die Gefahr von Hirnmetastasen besteht. Das Gehirn zu eradizieren (herauszureißen), wäre etwas übertrieben.
Assipositas	Adipositas
Steh-Rollator	Der Rollator ist da zum Gehen und nicht nur zum Stehen, deswegen rollt er ja.
Tree-in-Butt-Phänomen	Das Tree-in-Bud-Muster tritt manchmal bei Atemwegskrankheiten auf, dabei sind die Bronchiolen erweitert, verstopft und entzündet. Mit dem Butt (engl. für »Arsch«) hat das nichts zu tun.
Zustand nach CO_2-Abusus	C_2-Abusus, so dokumentieren wir »Alkoholmissbrauch«, um diskret zu bleiben. C_2, weil die chemische Formel von Alkohol C_2H_5OH lautet.

So viel Galgenhumor ist uns am Krankenhaus hoffentlich gestattet. Das Lachen könnte einem auch hier im Halse stecken bleiben, denn die Ursache für all das ist ein massives Strukturproblem: Menschen, die nicht medizinisch ausgebildet sind, bearbeiten alle unsere Schriftsätze, weil die Zeit es uns nicht erlaubt, selbst nachvollziehbare und lesbare Diagnosen zu erstellen. Wenn ich manchmal in dieser Abteilung angerufen und nachgefragt habe, wie es zu einer besonders absurden Formulierung kam (»Der Patient wurde jähzornig nach Station 25 verlegt«), hörte ich oft: »Wir sind eben keine Ärzte!« Unterm Strich sind diese Abteilungen ineffizient, und es geht auch zu viel Zeit dort verloren, meist ein ganzer Tag. Ich kenne Menschen, die zu Hause die Tastatur ihres Computers kaum noch benutzen, weil Siri inzwischen Diktate fast fehlerfrei aufnehmen kann. Wieder einmal ist der private Bereich weit voraus und weist uns den Weg.

Gerade in der Medizin kommt es darauf an, keine Fehler zu machen. Wenn ich den diktierten Text sofort vor mir sehe, kann ich ihn auch noch auf nach Fehlern durchschauen. Kommt er aber erst am nächsten Tag, weiß ich womöglich gar nicht mehr so genau, was ich bei dieser oder jener Patientin gemeint habe. Es tut mir leid für die Schreibkräfte, dass ihr Job womöglich keine Zukunft hat – ich habe irgendwann eine Beziehung zu ihnen aufgebaut wie zu einem Brieffreund. Manchmal haben wir Ärzte uns auch einen Scherz erlaubt und im Hintergrund des Diktats Dschungel- oder Strandgeräusche von Youtube laufen lassen oder mit gespieltem französischem Akzent diktiert, wenn ein Text weniger wichtig oder nicht ernst war. Die Schreibkräfte entwickeln auch nach und nach ein besonderes Verhältnis zu uns – sie hören immerhin täglich unsere Stimmen. Als ich mein Klinikum verließ, meldete sich eine Schreibkraft zum Abschied bei mir und schrieb: »Sie waren ein guter Diktator, Herr Jungmann.«

Würde ich nicht so viel Zeit mit schlechten Interfaces und anderen Katastrophen verschwenden, könnte ich meine Texte selbst erfassen – sie wären dann fehlerfrei und verlässlich. Vor allem wären alle Arztbriefe sowieso schon digital. Ohne eine weitere Instanz, die immer auch eine weitere Fehlerquelle ist. Beim Lesen der oben stehenden Tabelle müssen wir lachen, aber wo so etwas an der Tagesordnung ist, werden naheliegenderweise auch Fehler gemacht, die vielleicht niemand entdeckt und deren Folgen dann überhaupt nicht mehr zum Lachen sind.

Tatsache ist: Wir haben viel zu viele Reibungsverluste bei der Datenerfassung im jetzigen System. Aber Daten sind alles. Daten entscheiden darüber, ob Sie das richtige Medikament nehmen, ob Ihre Frau das richtige Hormon bekommt, ob Ihre Mutter zum richtigen Zeitpunkt zur Dialyse einbestellt wird oder ob bei Ihrem Onkel der Diabetes endlich entdeckt wird, bevor es zu spät ist. Daten können helfen, vorherzusagen, ob Sie einmal an Demenz erkranken werden oder ob Ihre Tochter ein gesundes Kind zur Welt bringen wird.

Die Daten der Apple Watch oder der inzwischen zahlreichen »DiGAs« einzubinden, geht bei der ePA noch nicht. DiGAs sind sogenannte digitale Gesundheitsanwendungen, meist Apps, die etwa dabei helfen sollen, eine chronische Krankheit zu beobachten oder fit und gesund zu bleiben. Sie reichen von Übungen gegen Erektionsstörungen über Einschlafhilfen bis zum Blutzucker-Screening für Diabetiker. Dass eine Verknüpfung mit der elektronischen Patientenakte noch nicht möglich ist, liegt vor allem daran, dass die Allgemeinheit noch gar nicht erfasst hat, wie sinnvoll das wäre. Gerade in Deutschland wehren wir uns mehr als in anderen Ländern gegen die Erfassung persönlicher Daten, manchmal zu Recht, manchmal nur reflexhaft. Aber vermutlich würde niemand mehr widersprechen, wenn eine kluge Datenanalyse ihm schon mal das Leben gerettet hat.

Warum das Wort »Patient« eigentlich falsch ist

Ich bin gegen den Begriff »Patientenakte«. Er klingt nach Krank-sein, nach einzelnen Behandlungen, nach allem, was man am liebs-ten schnell wieder vergisst. Ich bin stattdessen für eine »Gesund-heitsakte«, die einen Menschen das ganze Leben begleitet. Wenn es nötig ist, ist sie da, um zu helfen: mit den Details über frühere Behandlungen oder einfach mit Basisinformationen wie der eige-nen Blutgruppe (die meiner Erfahrung nach so gut wie niemand kennt). Aber auch mit Informationen über Sport, Bewegung, psy-chische Krisen und auch Phasen des Wohlbefindens, an denen man ablesen kann, was einem Menschen guttut.

Wir sprechen in der medizinischen Forschung heute gern vom »Care Continuum« und meinen damit den ganzen Verlauf der Be-treuung und Behandlung. Von dem Moment, in dem man noch nicht spürt, dass man krank ist, über das frühe Stadium, in dem man sich noch selbst behandeln kann, bis hin zu einer möglicher-weise nötigen stationären Unterbringung in der Klinik. Der ideale Moment für eine Behandlung ist oft der, in dem die Leute zwar schon krank sind, das aber selbst noch nicht wissen. Denken Sie an Covid: Hätte es einen Weg gegeben, die infizierten Menschen schon im Anfangsstadium zu finden, wäre die Welt nicht in die Pandemie geschlittert.

Niemand ist die ganze Zeit Patient. Und niemand ist nur Patient. Die Menschen haben immer auch andere Rollen, sind Arbeitneh-merin, Freiberufler, Mutter, Tierhalter, Fußballtrainer. Es steckt viel Falsches und Altmodisches in dem Begriff »Patient«, weil er sehr symptomorientiert ist. Nur wer »etwas hat«, ist in unserem Denken ein Patient. Ich wünsche uns eine Medizin, die anders denkt und Menschen rundum betreut, statt nur Patienten möglichst schnell abzufertigen. Moderne Gesundheitsversorgung findet nicht nur da statt, wo Leute krank sind, sondern sie sollte Teil unseres ganzen Lebens sein.

In anderen Ländern findet die Zukunft heute schon statt. Ein Vorbild sind die Krankenhäuser eines saudischen Kinderarztes: Die Dr.-Suleiman-al-Habib-Gruppe unterhält Krankenhäuser in Saudi-Arabien, den Vereinigten Arabischen Emiraten und in Bahrain. (Wir müssen nicht darüber reden, dass in diesen Ländern die demokratischen Regeln nicht gelten und zum Teil Bürgerrechte nicht hinreichend gewährt sind. Trotzdem sollten wir hinschauen, wenn dortige Kliniken so fortschrittlich sind wie keine anderen auf der Welt.) Die App der Al Habib Medical Group gibt einem alle Informationen über den gesamten Weg der Behandlung eines Patienten in die Hand – und sie ist eine echte »One Stop Shop«-Lösung, wie die Wirtschaftswissenschaft das nennt. Das heißt: Alles ist an einem Ort gebündelt. Wer die App hat, muss keinen anderen Kanal bemühen, nirgends anstehen, um etwas zu buchen, und keine Telefonnummer wählen. Man kann in der App seine Arzttermine buchen, auch für Kleineres wie Impfungen, alles wird dokumentiert, frühere Behandlungen und Medikationen sind auf einer Timeline einsehbar und auch, wer damals behandelt hat. Man kann zu neueren Behandlungen und Therapien Rückfragen stellen oder Video-Sprechstunden buchen. Daten wie CT, Röntgen, MRT liegen in der App. Alles, was man braucht, um zu verstehen, was los war, was einem gutgetan hat und was nicht, ist da.

Der Patient selbst hat dabei das Heft in der Hand. Er hat die volle Übersicht und entscheidet, was er wo mit wem teilt. Niemand muss noch ein Fax schicken und lange auf die Antwort warten, wie es in deutschen Kliniken leider üblich ist. Kein Patient wird mehr als Kurier seiner eigenen Daten missbraucht, niemand muss eine

DVD von einer Station zur nächsten tragen oder von einer externen Praxis ins Krankenhaus mitbringen. Es gibt ähnlich gute digitale Lösungen auch in den USA, an der Johns Hopkins University, in Stanford oder an der Mayo Clinic in Minnesota, die bei vielen als die beste Klinik Nordamerikas gilt.

Ein weiteres Hindernis hier bei uns, über das wir noch nicht gesprochen haben, ist: Viele wollen den Wandel gar nicht. Oft haben die Leute sich in dem schlechten System nach jahrelanger Mühe gut eingerichtet und sind nun nicht bereit, ihren Status zu gefährden.

Als ich einmal vor der Ethikkommission saß, um eine neue App genehmigen zu lassen, sagte mir einer der Prüfer ins Gesicht: »Wir wissen es doch genau, Sie haben etwas vor!« Das klang ominös. Es ging um eine App, die in kritischen Situationen das Arztgespräch noch einmal zusammenfasst, sodass man es später nachlesen kann. Kritische Situationen heißt etwa: Ihnen wurde gerade gesagt, dass Sie unheilbaren Krebs im Endstadium haben. Viele Menschen, die so etwas erfahren, sind so gestresst, dass sie kaum noch hinhören können und fast alles vergessen, was ihnen über die nächsten Schritte gesagt wird. So entstand in meiner Abteilung die Idee einer App, die nach der Diagnose noch einmal die wichtigsten Informationen zusammenfasst und für die Patienten verständlich aufbereitet. Aus meiner Sicht eine gute Idee, die das System wieder etwas menschlicher macht. Im nächsten Gespräch kann man sich dann nämlich ganz auf die individuellen Besonderheiten des einzelnen Menschen konzentrieren und muss nicht das Allgemeine wiederholen – das hat ja die App schon getan.

Wir sind damit also zur Ethikkommission gegangen, weil so eine App getestet werden muss – und auch die 50 oder 80 Testpersonen müssen natürlich menschenwürdig und vorsichtig behandelt werden. Man tritt dann bei der Kommission vor diese Gruppe, überwiegend Ärzte, eine Psychologin und ein Patientenvertreter.

Es wurde dann eine »Höhle der Löwen« in Weiß: Schon als ich meine Kollegin vorstellen wollte, eine Psychologin, die am Design der App mitarbeitete, wurde ich abgewürgt mit dem Befehl: »Setzen Sie sich hin.« Die Stimmung war eisig, und wir wurden ins Kreuzfeuer genommen, bis hin zur Kritik an einem Kommafehler in unserem 30-seitigen Antrag. Auf einmal platzte einer der Ärzte heraus mit dem Vorwurf: »Ich muss Ihnen sagen, Herr Kollege, ich finde das hochgradig unethisch. Es ist doch klar, dass Sie die Ärzte abschaffen und Personal abbauen wollen mit Ihrer Digitalisierung!«

Die Reaktion zeigte mir, dass die Widerstände gegen Veränderungen sehr groß sind. Mir tut diese pauschale Ablehnung weh, denn es geht mir im Gegenteil ja gerade darum, dass Ärztinnen und Ärzte wieder ihren Job machen, mehr auf den einzelnen Patienten eingehen und mit den Menschen in einen besseren Kontakt treten können. Weil die digitalen Hilfsmittel ihnen ein wenig von dem abgenommen haben, was sie immer davon abhält.

Diagnose: Eigennutz

Bei den reflexhaften ablehnenden Reaktionen der Ärzteschaft auf Neuerungen habe ich leider sehr oft auch gehört: »Was bringt mir das denn?« Die Frage darf aber nicht sein, ob jemand in seiner Praxis an den alten Abläufen festhalten kann oder ob sich ein Vorteil für den Arzt ergibt. Sondern wir haben uns alle dem Ziel verschrieben, der Allgemeinheit zu dienen.

Unsere App wurde am Ende übrigens doch genehmigt. Vielleicht, weil ich dem kritischen Kollegen prophezeit habe: »Wenn wir es nicht machen, machen es die Chinesen und überrollen unseren Markt damit.«

Man darf bei solchen Konflikten nie aus den Augen verlieren, dass die Medizin von einem massiven Generationenkonflikt zerrissen ist. Wie eine tiefe Felsspalte teilt er uns in zwei Fraktionen. Sicherlich befinden wir uns derzeit in einer Umbruchsituation. Die Ärztestatistik sagte Anfang 2021: Acht Prozent der praktizierenden Ärzteschaft sind bereits 66 Jahre alt, haben also eigentlich das Rentenalter erreicht, und weitere 12,6 Prozent sind zwischen 60 und 66. In diesem Jahrzehnt wird sich also viel verändern.

Es geht aber nicht darum, die Älteren loszuwerden, denn es gibt viel von ihnen zu lernen. Das würde ich schon deswegen gern auch weiterhin tun, weil ich während meiner Ausbildung hervorragende Lehrer aus dieser Altersgruppe getroffen habe, denen ich viel verdanke. Die Modernisierung und die Digitalisierung sollen die Kluft zwischen den Alterskohorten nicht vergrößern, sondern sie möglichst schließen.

Wenn man sich in die Älteren hineinfühlt, kann man ihre Haltung ein wenig nachvollziehen: Es gab eine Zeit, da brachten die Medien das hässliche Wort »Ärzteschwemme« auf, und es gab noch Pflichten wie »Arzt im Praktikum«, eine Art Vorstufe zum richtigen Beruf. Damals hatten Medizinstudierende einen viel steinigeren Weg bis zum Ziel als heute. Die älteren Kollegen kennen noch den Spruch »Der Trend geht zum Tagesvertrag«, weil man als Mediziner auf Stellensuche einfach nichts Dauerhaftes fand. Damals haben viele Ärzte tagsüber Vollzeit gearbeitet und sind dann noch abends ins Labor gegangen, um Untersuchungen durchzuführen. Dann ist man auf eigene Kosten auf Kongresse gefahren, um die Ergebnisse zu präsentieren, oft im Namen und zum Ruhm eines Studienleiters, der sich dafür nicht die Nächte mit Tabellen um die Ohren geschlagen hat.

Viele haben aber gedacht: »Es gibt ja zum Glück eine Art Generationenvertrag, und irgendwann gehöre ich zu denen, die vom System profitieren, und die Jüngeren arbeiten mir zu.« Das ist aber nur teilweise wahr geworden. Ab etwa der Jahrtausendwende ist eine Alterskohorte nachgerückt, die weniger arbeiten will, die sich über Druck und unwürdige Zustände beschwert und die im Vergleich nur begrenzt heute leiden will, um es vielleicht irgendwann später mal besser zu haben.

Diejenigen unter den älteren Medizinern, die ihr Geschäftsmodell gefunden haben – ihre Praxis, ihr Fachgebiet, ihre Nische –, fühlen sich heute von allen Seiten bedroht und wollen auf Teufel komm raus nichts von ihren Privilegien abgeben. Das strahlt bis ins Krankenhaus aus: Ich habe immer vieles von dem, was ich diagnostiziere, verordne oder verschreibe, dokumentiert. Mehrmals wurde ich von Vorgesetzten ermahnt, das zu unterlassen. »Alles, was du dokumentierst, kann gegen dich verwendet werden«, sagte mal einer zu mir. Bei anderen Ärzten habe ich beobachtet, dass sie bewusst nur lückenhaft Informationen eingeben und bewusst Dinge weglassen, um nicht belangt werden zu können. Im Hinterkopf läuft bei vielen immer die Frage mit: »Wie würde dieser Fall vor Gericht aussehen?« Und dann optimieren sie die Akte so lange, bis ihnen nichts mehr passieren kann.

Das sind keine guten Voraussetzungen für eine digitale Akte. Solange die Alteingesessenen in den neuen Tools nur eine Bedrohung sehen, weil sie grundsätzlich fast überall Bedrohungen sehen, haben wir ein Problem. Aber sind es wirklich nur die älteren Ärzte? Ich habe einmal eine Vorlesung über die Digitalisierung in der Medizin gehalten. Da meldete sich eine Ärztin zu Wort, kritisierte vieles, was ich gerade gesagt hatte, und hielt stolz ihr Mobiltelefon hoch: ein altes Nokia mit Tasten, kein Smartphone. Sie habe mit dem ganzen »App-Kram« nichts zu tun, sagte sie. Und das wolle sie auch gar nicht, aber vielleicht liege es ja an ihrem Alter. Da fragte ich sie:»Wie alt sind Sie denn?« Und die Frau antwortet:»31.« Wie gesagt: Viele wollen einfach nicht, und das wird sich nicht so schnell ändern.

Die Akte muss weg. Eine Revolution muss her.

Meine Forderung: Die jetzige digitale Krankenakte ist grundsätzlich falsch gedacht, sie muss weg. Es will sie sowieso fast niemand, und das wird sich auch durch gesetzlichen Zwang nicht ändern. Ein gutes Produkt nehmen die Menschen dagegen gern an. Die Akte sollte Gesundheitsakte heißen und komplett reformiert werden – wer möchte, soll Lebensdaten von Smartwatch oder Gesundheits-Apps und anderes einfügen können, alles in Standardformaten. Dann wird die Akte ein»digitaler Zwilling«, der uns durch ein gesundheitsorientiertes Leben begleitet und uns wirklich hilft.

Das größte Hindernis, das vor allem die Deutschen bei solchen Ideen sehen, ist der Datenschutz. Wir sind empfindlicher als viele andere Nationen, wenn es um die Preisgabe persönlicher Informationen geht. Oft mit gutem Grund. Niemand möchte, dass der Arbeitgeber von der HIV-Infektion erfährt oder die Fluggesellschaft von der Schwangerschaft. Das muss aber auch nicht sein – ein moderner Datenschutz erlaubt dem Einzelnen die Kontrolle darüber, was er freigibt. Deswegen möchte ich am Ende des Buches auch über Datenschutz reden.

DER KITTEL BRENNT! WIR MÜSSEN ALS ERSTES DAS PERSONAL HEILEN, WENN WIR EIN GUTES GESUNDHEITS- SYSTEM WOLLEN

Die Ärzteschaft ist frustriert, fühlt sich schlecht behandelt, und manche Mediziner sind regelrecht krank. Überarbeitung, Burn-out, Depression, Selbstmord, Alkoholismus – das alles tritt vor allem bei Krankenhausärzten häufiger auf als bei anderen Berufs- und Gesellschaftsgruppen. Die Ärzte und das Pflegepersonal haben etwas Besseres verdient.

Wir haben ein Problem an den Krankenhäusern. Die, die dort andere behandeln sollen, die in den weißen Kitteln, sind oft ausgebrannt, frustriert oder sogar selbst krank. Das liegt daran, dass sie unter Bedingungen arbeiten, die teilweise eigentlich gesetzeswidrig und allzu oft menschenunwürdig sind. Was wir Ärztinnen und Ärzten zumuten, wäre in den meisten anderen Bereichen kaum denkbar. Wie kann das sein? Warum macht eine Gesellschaft diejenigen systematisch krank, die heilen sollen?

Natürlich gibt es Mediziner, die topfit sind, gesund leben und auf ihre Regeneration achten, um maximale Leistung zu bringen, und damit gut klarkommen. An den Kliniken sind sie aber in der Minderheit. Der Beruf ist heute so anstrengend, und die Anforderungen sind so hoch, dass die meisten Mediziner überlastet sind, viele richtig am Ende und verzweifelt, und einige es einfach nicht mehr aushalten.

Ich möchte dazu eine Geschichte aus Amerika erzählen. Sie ist ein Extremfall, aber einer, der viel aussagt und in der international interessierten Ärzteschaft Aufsehen erregt hat. Zugegeben: Die USA und Deutschland sind in vielem nicht vergleichbar, trotzdem finde ich diese Anekdote auch für uns sehr relevant. Die Präsidentin der Association of Academic Surgery ließ bei ihrer Abschiedsfeier eine Bombe platzen. Sie sollte einfach nur eine Rede halten, doch auf einmal sagte sie auf der Bühne vor dem voll besetzten Saal: »Ich bin außerordentliche Professorin für Chirurgie in Harvard. Und außerdem bin ich schon mein ganzes Leben lang depressiv, leide an Angstzuständen, und neuerdings ist auch noch Drogensucht dazugekommen.«

Carrie Cunningham blickte in diesem Moment auf eine steile Karriere zurück. Sie war als Jugendliche im internationalen Profi-Tennis aktiv, sattelte dann auf Medizin um und wurde eine angesehene Spezialistin für Schilddrüsen-Chirurgie. Eine Macherin. Beruflich gesehen ein Vorbild für viele. Wenn diese Frau es schon nicht schafft, ihren Beruf auszuüben, ohne dabei ihre psychische Gesundheit zu beschädigen, was läuft da schief im Medizinbetrieb?

Cunninghams Rede ist auf Youtube zu finden. Im Kommentarbereich schreiben etliche andere Ärztinnen und Ärzte, dass es ihnen auch so gehe, und drücken ihre Erleichterung darüber aus, dass endlich einmal jemand offen darüber redet. Cunningham erzählt in dem Video, teils unter Tränen, aber immer sehr präzise und besonnen, von einer Karriere unter maximalem Druck. Von Überstunden, von furchtbaren Schuldgefühlen, wenn eine Operation schiefläuft, und von Alkoholmissbrauch, um zu vergessen. Und davon, dass es fast niemanden gibt, mit dem man reden könne. Zum Schluss spricht sie von ihrer besten Freundin, einer Chirurgin wie sie selbst, die sich das Leben genommen hat, weil sie es irgendwann nicht mehr aushielt.

Wir dürfen das Pflegepersonal nicht vergessen, dem es nicht besser geht und das auch unter schwierigen Bedingungen arbeiten muss, aber eine noch schlechtere Lobby hat als die Ärzte. Dabei sind diese Menschen die Basis für alles, was im Krankenhaus passiert. Ohne sie funktioniert nichts, und wir müssen viel mehr mit an sie denken. Darauf komme ich am Ende des Kapitels ausführlich zurück.

Das Problem in Zahlen: Suizid, Burn-out, Sucht

In den USA begehen jährlich etwa 300 bis 400 Ärzte Suizid. Die Selbstmordrate ist damit in dieser Berufsgruppe viel höher als in der Allgemeinbevölkerung. Schon vor 50 Jahren beschäftigte sich ein amerikanischer Fachartikel mit dem Titel »Die kranke Ärzteschaft« mit diesem Problem – damals allerdings nahmen sich jährlich nur etwa 100 Ärzte das Leben. Die medizinische Info-Seite »Medscape« berichtete im Jahr 2023, dass neun Prozent der männlichen und elf Prozent der weiblichen Chirurgen zugaben, schon mindestens einmal während ihrer beruflichen Laufbahn Selbstmordgedanken gehabt zu haben. Die Studie spricht die Vermutung aus, dass es eigentlich noch mehr seien, aber viele fühlten sich unter Druck, keine Schwäche zu zeigen, um ihre Karriere und ihr Privatleben nicht zu gefährden.

Erschreckend ist, wie wenig passiert, um diese furchtbare Entwicklung zu stoppen. Die Suizidrate ist auch in Deutschland unter Ärzten höher als in der Gesamtbevölkerung – die so genannte »Odds-Ratio« beträgt 1,41 für Ärzte und 2,27 für Ärztinnen. Für die Gesamtbevölkerung liegt der Wert bei 1. Eine Meta-Studie, die ein Dutzend internationaler Forschungsergebnisse untersucht hat, kommt zu folgendem Ergebnis: Die Suizidraten sind für Mediziner 1,3- bis 3,4-fach und für Medizinerinnen sogar 2,5- bis 5,7-fach höher als bei vergleichbaren Nichtmedizinern. Diese Geschlechterverteilung ist übrigens konträr zur Allgemeinbevölkerung, in der Männer 2,5-mal häufiger Selbstmord begehen als Frauen.

Medizinerinnen und Mediziner sind Studien zufolge signifikant häufiger depressiv als die Allgemeinbevölkerung. Im ersten Jahr ihrer Assistenzarztzeit liegt der Anteil bei 23 bis 31 Prozent. Dagegen gilt das nur für 15 Prozent der gleichaltrigen Allgemeinbevölkerung. Das alles zeigt: Die Belastung ist hoch und teilweise fast nicht auszuhalten.

Der »Marburger-Bund-Monitor 2019«, eine Studie unter 6 500 Mitgliedern des ärztlichen Dienstes, fand heraus, dass jeder fünfte Klinikarzt darüber nachdenkt, seine Tätigkeit ganz aufzugeben. Eine Ärztin hat es einmal so formuliert: »Wir gehen davon aus, dass es zum Beruf gehört, sich schlecht zu fühlen. Deswegen übersehen wir, wenn es uns schlecht geht, wenn wir uns Zeit für uns selbst nehmen sollten oder wenn wir depressiv werden.«

Habe ich vorhin gesagt, wir hätten ein Problem an den Krankenhäusern? Es sind eigentlich zwei Probleme: Das erste ist die bizarre Arbeitslast, der man sich im Krankenhaus aussetzt, egal ob als Ärztin, Arzt oder Pfleger. Laut einer Umfrage des Marburger Bundes arbeitet in den Kliniken ein Fünftel der Mediziner zwischen 60 und

80 Stunden pro Woche. In ihrem Tarifvertrag sind 42 Wochen-arbeitsstunden festgelegt. Der Marburger Bund ist die Interessen-vertretung der Ärzteschaft – man kann sich also vorstellen, dass die Kolleginnen und Kollegen, die in dieser Umfrage zu Wort kamen, voreingenommen waren. Vielleicht wollte manch einer auch zeigen, dass die Situation untragbar ist. Trotzdem wird die Tendenz der Er-gebnisse aber stimmen.

Das zweite Problem ist die Art, wie wir mit der Belastung umgehen, nämlich entweder überhaupt nicht oder mit Betäubungsmitteln, in erster Linie Alkohol, manchmal aber auch mit etwas, was man in der Klinik direkt im Vorratsschrank findet.

Der Druck ist hoch – und der Umgang damit ist schlecht

Es gibt kaum Zahlen zum Substanzmissbrauch unter Ärzten, zu-mindest nicht aus Deutschland. Doch die Bundesärztekammer rief im Jahr 2020 ein »Interventionsprogramm für suchtkranke Ärzte« ins Leben. Zur Begründung hieß es: Studien deuten darauf hin, dass jeder achte (männliche) Arzt zu viel Alkohol trinkt, zudem ist der Substanzmissbrauch bei einzelnen Facharztgruppen noch hö-her. Es ist ein wichtiges, gutes Signal, dass die Bundesärztekammer das Thema sieht und den Menschen etwas anbietet. Das zeigt, dass man offener über solche Themen reden kann und dass die Stigma-tisierung zurückgeht. Das Problem ist da, und wir sollten uns ohne Berührungsängste darum kümmern.

Als Erstes sollten wir endlich die Bedingungen für Ärztinnen und Ärzte am Krankenhaus verbessern, dann wird auch der Anteil derjenigen kleiner, die zur Flasche greifen, weil sie sonst einfach keine Entspannung finden. Von solchen Programmen wie dem der

Bundesärztekammer sollte es eher mehr geben, sodass Menschen sich auch anonym beraten lassen können. Eigentlich müsste man so etwas schon im Studium anbieten.

Das medizinische Personal in Deutschland ist genauso überarbeitet, emotional ausgelaugt und von Burn-out bedroht wie das in den USA. In der bereits erwähnten Umfrage des Marburger Bunds gaben 59 Prozent der Ärzte an, häufig bis ständig überlastet zu sein. Sogar die *Tagesschau* berichtete 2023 darüber, dass junge Ärzte mehr als zehn Stunden am Tag arbeiten und rund die Hälfte von ihnen an Burn-out-Symptomen leidet. Viele setzen sich selbst unter Medikamente, um durchzuhalten, sagte Professor Reinhard Strametz vom Institut für Patientensicherheit in Wiesbaden in der Sendung.

Damit ist die Art, wie wir hier in Deutschland damit umgehen, nicht besser als anderswo. Als ich an der Klinik im Dienst war, kam einmal ein Chefarzt abends zur Visite. Er wirkte vollkommen erledigt und frustriert. Unter Ärzten reden wir meist sehr offen, und ich fragte ihn: »Wie haben Sie es so lange in diesem Beruf ausgehalten?« Zuerst sagte er »Weiß nicht…«, dann war es einen Moment lang still. Und dann kam es: »Ach wissen Sie, Alkohol hilft.« Wir mussten beide lachen, aber eigentlich war das die bittere Wahrheit.

Schon im Studium wird Alkoholismus oft ganz nebenbei normalisiert. Als es während meines Studiums um eine bestimmte Art von Fraktur ging, erzählte ein Professor uns Studenten eine Anekdote: Es habe mal ein Fußballspiel gegeben, Chirurgen gegen Anästhesisten. Dabei habe sich ein Anästhesist den Arm gebrochen, weil er besoffen voll in den Torwart der anderen Mannschaft reingelaufen war. Glücklicherweise sei der von allen noch am wenigsten betrunken gewesen und konnte seinen Kollegen deshalb sofort operieren.

Solche Vorlesungen finden oft vor Hunderten von Studierenden statt und wirken fast wie öffentliche Veranstaltungen.

Das alles schlägt sich auf die Kultur der Mediziner nieder. Nicht umsonst sind die Partys an den medizinischen Fakultäten berühmt berüchtigt unter Studierenden, die es zügellos und ausgelassen mögen. Meine Erklärung dafür war immer: In der Medizin haben wir es schon im Studium mit zwei erschütternden Dingen zu tun, nämlich dem Tod und einer übermenschlichen Arbeitsbelastung.

Jeder geht auf seine Art damit um. Man studiert in seinen Zwanzigern, in der Blüte seines Lebens, und verbringt den Großteil dieser Zeit in der Bibliothek oder vor dem Computer und lernt Dinge auswendig. Wir arbeiten viel, bekommen wenig zurück und opfern uns auf. Das fängt so an, und es bleibt auch so.

Diese Einstellung zum Leben trifft dann auf eine knallharte Auseinandersetzung mit der Vergänglichkeit – mit der Erkenntnis, dass das Leben kurz und voller Leid sein kann. Man lernt also einerseits schnell, dass auf dieser Erde »Carpe Diem« der einzige sinnvolle Grundsatz sein kann. Andererseits lebt man in einer ständigen *delayed gratification*, wie die Psychologie es nennt, also in einem permanenten Belohnungsaufschub. Man sagt sich selbst ständig: Jetzt muss man ranklotzen, der Spaß und die Freude kommen dann später. Es bleibt einfach keine Zeit, das Leben zu genießen, und deswegen sucht man nach Ventilen und schlägt schon mal über die Stränge, um endlich etwas Spaß zu erleben.

Aber viele Mediziner suchen ihren Ausgleich auch in einer ganz gesunden Tätigkeit: Manche machen Musik, andere malen, wieder andere treiben viel Sport. Ich habe schon junge Ärzte getroffen, die auf Profi-Niveau Rad fahren und eigentlich an der Tour de

France teilnehmen könnten. Ich muss es also noch einmal betonen: Längst nicht alle nehmen Drogen oder leben sich in Promiskuität aus. Aber viele schon, und das ist ein Zeichen dafür, unter welchem Druck wir stehen.

Allerdings muss man genauer hinsehen, was »Druck« eigentlich bedeutet. Ein Dossier der Hans-Böckler-Stiftung formulierte es einmal so: »Ärzte im Krankenhaus stehen unter so großem Druck, dass mitunter die Versorgung der Patienten leidet.« In einer SWR-Fernsehsendung vom Herbst 2023 sagt ein anonymer Arzt: »Arbeitsstress führt zu Fehlern.« Man sieht in dem TV-Beitrag nur den Schatten des Mannes, als ginge es um die Mafia.

Ich würde hier gern ein wenig differenzieren. Einerseits: Wenn man als Arzt kaum noch geradeaus laufen kann und völlig übermüdet ist, ist das natürlich gefährlich. An deutschen Krankenhäusern ist das an der Tagesordnung, und daran muss sich dringend etwas ändern. Andererseits: Stress ist nicht nur schlecht. Wir Ärzte sind Stress nicht nur gewohnt, sondern können gut mit ihm umgehen. Auch als Gründer und Unternehmer, der ich seit meinem Ausstieg aus dem Krankenhaus bin, erlebe ich Stress. Er kann beflügeln, zu Höchstleistungen anspornen und wach halten. Viele Kolleginnen und Kollegen lieben und nutzen solche Zustände. Es soll also bitte niemand glauben, Mediziner könnten keinen Stress verkraften. Wir leisten gern viel. Wir haben diesen Beruf erlernt, um zu heilen, und wir sind auch bereit, dafür Entbehrungen hinzunehmen. Ich muss nicht um 18 Uhr 30 den Kittel abwerfen und zum Yoga schlendern.

Wir möchten aber keine »Verschiebemasse« sein, so formulierte es eine Ärztin einmal im Gespräch mit mir. Man wird im Krankenhaus mal hier, mal da eingesetzt, muss mal Berichte schreiben, mal Formulare ausfüllen, in dunklen Zimmern, zu Unzeiten, es gibt kein gesundes Essen weit und breit. In den meisten anderen

Bereichen wären diese Zustände undenkbar – so würden die meisten Arbeitgeber nicht mit ihren Top-Kräften umgehen.

> Treffen sich drei Ärzte. Sagt der eine:
> »Habt ihr auch Burn-out?«

Das betrifft nicht nur den Alltag in der Klinik, sondern es ragt auch noch ins Privatleben hinein. Statt auszugehen, sitzen wir viel zu oft abends über den Papieren, die wir im Alltagsbetrieb einfach nicht geschafft haben. Ein Fachmagazin nannte das einmal zynisch »Date Night mit der Patientenakte«. In dem Artikel ging es darum, wie viel Zeit man mit dem Eingeben der Daten verbringt – oft genug nach Dienstschluss, denn tagsüber ist viel zu viel anderes zu tun.

Hat man das Studium hinter sich und behandelt täglich, kommt auch noch die Angst vor Fehlern dazu – oder die Schuldgefühle, falls einem wirklich einer unterlaufen ist. Und wer würde nicht irgendwann einen Fehler machen in einer Welt, die täglich völlig übermüdete Menschen auf die Notfälle loslässt? »You have to be an asset for others«, sagte einmal ein Fitnesstrainer in Salt Lake City zu mir. Ein »asset« – nicht ganz leicht zu übersetzen – ist ein Gewinn, eine Stärke, ein Posten auf der Positiv-Seite der Bilanz. Der Trainer meinte damit: Du solltest ausgeruht sein, nicht müde, nicht übertrainiert, nicht untertrainiert, sondern in deiner besten Form. Dann kannst du rausgehen ins Leben und für andere Menschen da sein, für deine Gemeinschaft, für die Welt.

Zuerst sollte man sich um sich selbst kümmern, dann um die Welt. Diesen Satz sollten auch in der Medizin alle einmal hören. Wenn Soldaten aus einem Kriegsgebiet wiederkommen, müssen alle als Erstes zum *De-Briefing*, bei dem sie lernen, mit Belastung und Trauma umzugehen – oder werden zumindest darauf angesprochen, und erfahren, dass es Hilfe gibt und wo man sie bekommt. In der Medizin gibt es so etwas nicht. Alle werden in die krisenhaften Situationen hineingeworfen und müssen danach allein sehen, wie sie wieder rauskommen, egal ob sie gerade einen Menschen sterben sehen mussten, ein Bein amputiert haben oder ob ihre Ehe am Arbeitsalltag zerbrochen ist. Wo ist das *De-Briefing* für unseren Beruf?

Als ich 2022 das Buch *Wege aus der Klinik* mit herausgebracht habe, das Ratschläge zum Ausstieg aus diesem Leben gibt, bekam ich dafür viel wohlwollende Resonanz, auch international. Das kleine Kompendium soll Ärztinnen und Ärzten helfen, ihren Platz in der Gesellschaft zu finden, auch wenn der vielleicht nicht am Krankenbett ist – sondern in der Verwaltung, im Ausland oder in Start-ups mit neuen Ideen. Es ist eine Anleitung für alle, die den Betrieb satthaben. Viele Leser erkannten sich darin wieder.

Zum Beispiel Wiktor, ein Arzt aus England. Er kontaktierte mich online und erzählte mir seine Geschichte: Er habe es vor einiger Zeit nicht mehr ausgehalten mit dem Stress an der Klinik, hatte einen Burn-out und musste sich vier Monate Auszeit nehmen. Um wirklich ganz rauszukommen, ging er lange wandern in den Pyrenäen. In einer Berghütte traf er auf zwei andere Personen, einen Amerikaner und eine Israeli. Sie stellten sich einander vor und mussten lachen, als dabei herauskam, dass sie alle drei aus dem gleichen Grund hier waren: Sie waren Ärzte in hohen Positionen, hatten Burn-out und konnten nicht mehr. Vielleicht könnte man daraus einen neuen Witz machen: Treffen sich drei Ärzte in einer Berghütte in den Pyrenäen …

»Es gibt mir viel, zu lesen, dass es anderen auch so geht«, hörte ich häufig von den Lesern von *Wege aus der Klinik*. Aber eine bestimmte Gruppe von Ärzten meldete sich mit erbitterter Kritik.

Eine Ärztin schrieb in einem Kommentar auf LinkedIn: »Ich wünsche Ihnen nicht, dass Sie irgendwann mal nachts als Patient in die Notaufnahme kommen, und dann ist da keiner!«

Ich verstehe die Wut, wenn jemand sich jahrelang dem System angepasst hat. Aber der Zorn mir gegenüber beruht auf einem Missverständnis: Ich bin nicht der Rattenfänger von Hameln, der die Ärzteschaft geradezu gegen ihren Willen aus dem Krankenhaus führen will. Ich nenne das Problem nur beim Namen. Medizinischer Sachverstand wird auch in anderen Bereichen der Gesellschaft gebraucht, die ebenfalls sehr wichtig sind. Und das System Krankenhaus ist nun einmal so ineffizient, dass Ärzte nur zu einem Drittel ihrer Arbeitszeit so eingesetzt werden, wie es sein sollte. Der Rest ist Bürokratie, Reibungsverlust und doppelte Arbeit.

Einige Chefärzte halten jeden für einen Nestbeschmutzer, der das kritisiert. Das sind aber genau diejenigen, die den Status quo bewahren und das schlechte System am Leben halten. Sie sind nicht bereit, Veränderung zuzulassen, und oft sind sie getrieben von dem Gedanken: »Wir mussten damals auch leiden, das ist in den ersten Jahren einfach so.« Ist das wirklich zwangsläufig so? Muss ich Wochenende und Nächte verschenken und Faxe verschicken, weil niemand die dysfunktionalen Prozesse in den deutschen Kliniken über Bord werfen mag? Die meisten, die Medizin studiert haben, wollten mit Menschen arbeiten. Dass diese Mediziner fliehen, ist nur denkbar, wenn der Alltag kaum auszuhalten ist. »Mach das noch ein bisschen länger mit, dann hast du dich daran gewöhnt«, sagte ein Kollege am Krankenhaus einmal auch zu mir.

Wenn der Traumberuf zum Albtraum wird

Doch so funktioniert es nicht mehr, denn dazu sind zum Glück viele nicht mehr bereit. Wer in der Klinik arbeitet, spürt das Problem, und drei Viertel der Krankenhausärzte denken über einen Karrierewechsel nach – das berichtete das *Ärzteblatt* im Februar 2022. Und neun von zehn Ärztinnen und Ärzten erleben regelmäßig Erschöpfung aufgrund ihrer Arbeit.

Oft hört man Ratschläge wie: »Du musst nur durchhalten, dann wird es besser.« Wenn man erst Oberarzt ist und weniger Präsenzdienste leisten muss, kann man sich auf seiner Erfahrung etwas ausruhen, heißt es. Das Problem ist nur: Viele schaffen es gar nicht so weit. Nicht jeder bekommt eine Stelle als Oberarzt. Viele bleiben Facharzt und schlagen sich irgendwie durch.

Doch selbst wenn man es schafft: Das furchtbare Essen, die Snack-Automaten, das fahle Neonlicht im ungemütlichen Dienstzimmer, die marode Ausstattung – das alles gilt auch für die leitenden Ebenen. Und selbst die Oberärzte finden nicht die Zeit in die Stadt, um sich mittags einen schönen Salat zu holen.

Für viele ist unser ehrenwerter Beruf leider ein Albtraum. Nicht nur in Deutschland: Ich bekam damals Zuschriften und Einladungen, über das Thema zu sprechen, aus aller Welt – von Kanada bis Singapur. Die Zustände sind ja auch in vielen Ländern der Welt ähnlich: Personalmangel, Überstunden, Zeitdruck, Nacht- und Wochenenddienste. Außerdem starre Einsatzpläne und schlechte Bedingungen an den Krankenhäusern mit vorsintflutlicher Technik und miserablem Essen. Als Arzt kann ich heute kaum noch die medizinische Versorgung bieten, die ich bieten möchte. Und dann kommen zu all diesen äußeren Problemen nach und nach noch emotionale dazu. Du fühlst dich nicht mehr wie ein Halbgott in Weiß, sondern eher wie in Wallensteins Lager im 16. Jahr des

30-jährigen Krieges. Wer im Job so an seine Grenzen gehen muss, trägt irgendwann auch innere Narben davon.

Ein Teufelskreis: zu viel Arbeit, Müdigkeit, Behandlungsfehler, Schuldgefühle

»Emotional Scarring« ist in der Psychologie ein Ausdruck für eine emotionale Verletzung, die nicht verheilen will. Für Menschen, die eigentlich andere behandeln sollen, von denen Übersicht und Überlegenheit erwartet wird, ist das leider ein großes Thema. Zum Beispiel, weil man als Arzt immer Schuldgefühle mit sich herumträgt. Uns begleitet das Gefühl, dass eine Wissenslücke dazu führen könnte, dass man bei der nächsten Patientin etwas Wichtiges nicht erkennt. Es gibt aber so viel Wissen in der Medizin, dass es schlicht unmöglich ist, alles zu überblicken. Auch weil es sich so schnell verändert. Wir sprechen in der Medizin gern von der »Halbwertszeit von Wissen«. Sie lag einst bei 50 Jahren – will sagen: In 50 Jahren ist nur noch die Hälfte von allem, was du im Studium gelernt hast, relevant. So war das jedenfalls für frühere Generationen. Als ich selbst dann an der Uni war, schon in diesem Jahrtausend, hörten wir, die Halbwertszeit von Wissen betrage 7,5 Jahre. Und heute ist sie wohl nicht einmal ein Jahr.

Natürlich bleibt die Anatomie des menschlichen Körpers weitgehend gleich. Aber was sich rasant verändert, ist der Wissensstand zu Wirkstoffen und Medikamenten, auch zu Nebenwirkungen, und genau das ist im Alltag relevant. Das *Journal* der Harvard Medical School prognostizierte übrigens, dass diese Halbwertszeit des medizinischen Wissens bald bei nur noch knapp über zwei Monaten liegen könnte.

Irgendwann kommt immer der Moment, in dem man unaufmerksam ist, ein falsches Medikament verschreibt, eine ungenaue

Diagnose ausspricht, schlimmstenfalls ein Leben riskiert. Unter dem heute im Krankenhaus und in vielen Praxen üblichen Stress und Zeitdruck kommen Fehler vermutlich immer häufiger vor. Manch einer wird deshalb irgendwann von einem permanenten Gefühl der Schuld geplagt.

Ein Freund hatte einmal allein Dienst in einer Notaufnahme, und irgendwann kam die fünfte Person rein, die in Lebensgefahr schweben könnte. Wir stecken dann immer in einem Dilemma: Ist das ein echter Notfall oder nicht? Die Frau klagte über Rückenschmerzen, sonst nichts, aber sie hatte auch Krebs im fortgeschrittenen Stadium. Mein Freund wies sie also ein auf ein Zimmer und widmete sich dann den nächsten Patienten in der Notaufnahme. Er hatte keine Unterstützung, denn er war schon der Vertretungsarzt, und es gibt dann niemanden, mit dem man Rücksprache halten kann. Am nächsten Morgen war die Frau tot: Mein Bekannter hatte bei ihr eine Sepsis übersehen.

Es läuft dann am Krankenhaus immer gleich: Bloß nicht den Kunstfehler erwähnen und ja nichts nach außen dringen lassen. Der befreundete Arzt leidet heute noch – Jahre später – darunter, diesen Fehler gemacht zu haben. Aber ich mache ihm keinen Vorwurf. Unter dem Zeitdruck, mit den langen Schichten unter extrem ungünstigen Umständen passiert irgendwann etwas, weil wir die Sache einfach nicht mehr im Griff haben.

In den meisten medizinischen Fachrichtungen schweigen wir dieses Problem tot. Es gibt ja immer noch den Mythos, dass wir Helden sein müssen, Halbgötter in Weiß. In anderen Bereichen hat die westliche Kultur solche Mythen von Unfehlbarkeit längst abgelegt – Führungskräfte müssen nicht alles wissen, im Management oder im Sport wird über »Mental Health« gesprochen, und auch Männlichkeit bedeutet heute nicht mehr, immer stark sein zu müssen. Nur für mich als Arzt sieht die Sache anders aus. Wenn ich den Kittel trage, darf ich mir keine Schwäche anmerken lassen und muss immer stark, allwissend und kontrolliert wirken. (Damit keine Missverständnisse aufkommen: Für Ärztinnen gilt das Gleiche.)

Das gibt es so nicht einmal mehr beim Militär. Ich war selbst bei den Fallschirmjägern, und sogar dort konnte man eine Emotion immer teilen und wurde damit auch sehr ernst genommen: die Angst. Sie gilt selbst unter den Elite-Kämpfern nicht als Fehler, sondern man sagt dort, die Angst ist deine Intuition, dein Warnsignal. Einmal, ich war gerade erst 19 Jahre alt, flog ich während meiner Ausbildung zum Fallschirmjäger in einer Transall C-160 mit. Mir gegenüber saßen drei Männer aus dem Bereich Spezielle Operationen, hartgesottene Kämpfer.

Mein Herz klopfte bis zum Hals, während die anderen dösten oder schliefen, mit geschlossenen Augen und in entspannter Haltung. Ich wunderte mich: Wie kann man kurz vor dem Absprung aus einem Flugzeug ein Nickerchen halten? Irgendwann nahm ich meinen ganzen Mut zusammen und fragte meine Nachbarn: »Sagt mal, habt ihr keine Angst?« »Doch«, antwortete einer, »klar, die Angst geht niemals weg.« Und dann erklärte er mir: Es ist wichtig, die Angst zu kultivieren. Denn ab dem Moment, wo du keinen Respekt mehr vor der Angst hast, geht es bergab mit dir. Dann wirst du unvorsichtig und bringst dich und dein Team in Gefahr. »Es gibt keine guten Fallschirmjäger, es gibt nur alte Fallschirmjäger.« Mit diesem Spruch meinen die Soldaten: Man kann sich niemals auf seiner Erfahrung ausruhen. Wer keine Angst hat, ist nicht mutig, sondern dumm.

Das Problem wird totgeschwiegen

Ich will wirklich nicht behaupten, dass unter Elitesoldaten auf einmal Gefühlsduselei en vogue ist, das wäre Unsinn. Aber über Angst konnte ich mit ihnen offen reden, ohne dass irgendwer mich schief angeschaut hätte. Damit ist das Militär schon einen Schritt weiter als das Krankenhaus. In der Medizin hatte ich das Gefühl, man darf überhaupt keine Gefühle zeigen.

Natürlich muss man empathisch sein gegenüber den Patienten, für sie da sein und Verständnis zeigen für ihr Befinden. Aber dich selbst betrifft das alles nicht. Du redest nicht über deine Gefühle, auch nicht mit Kollegen. Das gilt für Männer wie für Frauen. Wir sollen ein Fels in der Brandung sein, immer belastbar, immer cool. Wir hören im Studium von sogenannten »Balint-Gruppen«, in denen Profis über ihre Erfahrungen reden können. Das ist sogar Prüfungsstoff und wird abgefragt. In der Realität habe ich nur nie eine gesehen – es gibt diese Angebote entweder an den Kliniken gar nicht, oder sie sind sehr gut versteckt. Diese an sich guten Angebote werden folglich kaum wahrgenommen. Man hat auch keine Zeit dazu, über sich nachzudenken – ich bin nur am Arbeiten, und danach muss ich auch noch dokumentieren, was ich getan habe.

Irgendwann habe ich auch keine Lust mehr, noch mehr Zeit mit Kolleginnen und Kollegen zu verbringen und Probleme zu wälzen, die bei der Arbeit aufgekommen sind. Wir sehen den ganzen Tag lang Menschen, denen es schlecht geht. Einige sterben. Hin und wieder sterben Menschen, die viel jünger sind als ich, Menschen, die einem leidtun. In meiner wenigen Freizeit möchte ich ins Leben hinaus, möchte aktiv sein, mich ablenken, flirten oder tanzen oder eine Kletterwand bezwingen.

Die schlechten Arbeitsbedingungen haben mich am nächsten Morgen schnell genug wieder im Griff. Es gibt eine Studie, in der die Urinproduktion von Patienten auf der Intensivstation mit der Urinproduktion der behandelnden Ärzteschaft verglichen wurde. Das Ergebnis war: Die Ärzte, vor allem Assistenzärzte, waren schlechter (!) hydriert als die Kranken. Es ist offenbar noch schwieriger, sich um seinen eigenen Flüssigkeitshaushalt zu kümmern als um den der Menschen, die man gerade behandelt – wohlgemerkt sind das teilweise Schwerverletzte. Die Autoren der Studie empfahlen, die Definition von akutem Nierenversagen für behandelndes Personal anzupassen, damit es überhaupt noch als gesund gelte und arbeiten dürfe. Das war ein zynischer Scherz. Natürlich sind die Ärztinnen und Ärzte gesund, aber ihre Werte sehen schrecklich aus. Und die Studie erschien in der Weihnachtsausgabe des *British Medical* Journal die traditionell ein Ort für besondere, etwas um die Ecke gedachte Ideen ist.

Allerdings geht es um ein echtes Problem: Wir lassen uns von Menschen behandeln, die mit sich selbst nicht gut umgehen. Wie kann das sein? Niemand würde zu einem Friseur gehen, der sein Haar nicht pflegt. Niemand würde sich von einem stark übergewichtigen Ernährungscoach beraten lassen. Aber im Bereich der Medizin tun wir genau das: Wir gehen zu Menschen, die oft genug viel rauchen, viel trinken, zu wenig schlafen und ihre eigene Gesundheit vernachlässigen.

Ich habe mal mit einem Lungenonkologen zusammengearbeitet, der abends beim Ausgehen mitunter heftig geraucht und getrunken hat. Irgendwann habe ich ihn gefragt: »Warum ausgerechnet du? Du hast tagein, tagaus mit Lungenkrebs zu tun und siehst, wie früh die Leute teilweise sterben.« Da sagte er: »Nur weil die Party länger dauert, wird sie nicht unbedingt besser. Das weiß doch niemand besser als wir.«

Ich verstehe solche Aussagen aus der gemeinsamen Erfahrung heraus. Vor allem kann ich diese gewisse Trostlosigkeit nachvollziehen, die aus ihnen spricht. Die habe ich im Krankenhaus auch gefühlt. Es gibt nirgends schöne Rückzugsräume, die Gebäude sind oft hässlich. Ausgerechnet die Krankenhäuser haben grässliche Kantinen. Das Essen ist billig, ungesund und nicht zeitgemäß. Es gibt Cevapcici mit mehligen Kartoffeln. Ich kann als Arzt aber andererseits auch kaum Sport treiben wegen der unregelmäßigen Arbeitszeiten und weil du immer wieder in den Nachtdienst gerufen wirst und nach der Schicht total erschlagen bist. Mal wird eine Kollegin krank, und man übernimmt deren Schicht noch, mal dauert es einfach etwas länger, weil man der nächsten Schicht kein Chaos hinterlassen will und kurz vor Feierabend ein Patient plötzlich Schmerzen in der linken Brust verspürt. Ich kenne niemanden, der es bei diesen Arbeitsbedingungen schafft, jeden Dienstag pünktlich um 18 Uhr 30 im sauberen weißen Kampfanzug beim Jiu-Jitsu zu erscheinen.

Das Grundgefühl, das viele in diesem Job begleitet, lautet: Wir müssen immer für alle da sein, nur für uns ist keiner da. Nichtmediziner verstehen die Situation und den Druck nicht, und die Ärzte bleiben oft unter ihresgleichen. Ich muss auch immer wieder das Gleiche erklären, wenn Patienten vor mir sitzen und alles über ihre Diagnose wissen wollen. Aus der Sicht der Leute ist das vollkommen richtig, sie machen sich Sorgen, und sie stehen oft vor einer neuen Situation. Ich möchte ihnen ja auch helfen, so gut es irgend geht. Dennoch läuft es darauf hinaus, dass ich zuerst immer wieder das Gleiche erzähle. Das stresst mich, weil ich mich dann noch mehr wie ein überqualifizierter Automat fühle.

Wie Technologie helfen könnte

Wenn es digitale Lösungen gäbe, etwa ein Online-Learning-Portal der Krankenhäuser, könnte ich die Informationen dort einmal ausführlich und anschaulich hinterlegen, und die Patienten könnten sich das jederzeit und in Ruhe ansehen. Ich müsste nicht jedem noch einmal einzeln erklären, was das kleinzellige Bronchialkarzinom oder das paraneoplastische Syndrom ist und wie wir üblicherweise damit umgehen. Und es sind meistens die ganz allgemeinen Informationen zu einer Krankheit, die wir immer wieder abspulen müssen. Wäre das durch ein Video schon abgedeckt, könnten wir im Patientenfallgespräch gezielt auf das eingehen, was für den Einzelfall zusätzlich wichtig ist. Allen wäre geholfen, ich hätte mehr Zeit, auf die Menschen einzugehen, und sie würden intensiver und individueller betreut.

Mir ist klar, dass das mit der heutigen Technik leicht möglich wäre. Man könnte zum Beispiel damit beginnen, kleine Videos anzubieten, die gesicherte Informationen auf dem Stand des aktuellen Fachwissens bieten. So etwas gibt es ansatzweise auch schon, etwa für bestimmte Krankheiten, von dem Start-up Kaia Health. Vielen wäre mit solchen Erklärvideos schon sehr geholfen. Jedes Schulkind arbeitet heute täglich mit Youtube, wenn es Informationen und Erklärungen sucht. Aber in den Kliniken ist nichts davon angekommen. Wir leben in der Vergangenheit. Wir geben den Menschen am Krankenhaus bloß Aufklärungsbögen, mit denen wir uns gegen mögliche spätere Klagen absichern und die nicht wirklich der Information der Patienten dienen.

Das gilt auch für die Seite der Behandelnden. Der Chefarzt einer Onkologie, eine echte Koryphäe auf seinem Gebiet, sagte mir einmal Folgendes: »Vor ein paar Jahren kannte ich noch von allen relevanten

Medikamenten meines Gebietes sämtliche Nebenwirkungen, wusste alles auswendig. Heute erscheinen ständig neue Medikamente mit jeweils unterschiedlichen Nebenwirkungen. Einige sind noch gar nicht bekannt, aber mein Gehirn kommt einfach nicht mehr mit. Wenn jetzt eine Patientin unter einer neuen Immuntherapie zu mir kommt und plötzlich Atemnot hat, kann ich es nicht mehr überblicken, welche Neben- oder Wechselwirkung das sein könnte. In diesem ganzen Trubel unseres Alltags kann ich das nicht zeitgerecht abarbeiten. Ich hätte gern ein ChatGPT für die Behandlung, eine Unterstützung, so etwas wie einen Co-Piloten.« Dieser Arzt ist wirklich kein Computer- oder Technik-Freak. Er sucht einfach nur nach neuen Möglichkeiten, weiterhin richtig gut zu sein und zuverlässig zu bleiben. Alles noch im Kopf zu haben, ist heute nicht mehr möglich, selbst für die größten Streber oder Superhirne. Auch das trägt zur Krise bei.

Niemand möchte gern ins Krankenhaus. Und wer da ist, möchte schnell wieder raus. Nur ich musste jeden Tag hingehen. Auch wenn das Leben als Unternehmer im Medizinbereich ebenfalls anstrengend ist, bin ich froh, dass ich den Krankenhausbetrieb verlassen habe. Die Arbeit mit Patienten fehlt mir, aber die Rahmenbedingungen und die Bürokratie sicherlich nicht. Die Kolleginnen und Kollegen in der Klinik sind auch am Ende ihrer Kräfte, und – wie Menschen so sind – manchmal entlädt sich das in Aggressionen untereinander. Wenn wir Nacht- oder Bereitschaftsdienste haben, wird uns ein Bett gestellt – aber irgendwie ist es immer eine schmale Pritsche mit hässlichen Flecken, über deren Herkunft man nicht nachdenken möchte, das Kopfkissen ist vermutlich älter als ich. Ich habe mit vielen Ärzten aus dem ganzen Land gesprochen – niemand kennt eine Klinik, in der es anders wäre.

In dem Krankenhaus, an dem ich studiert habe, stellte die Leitung irgendwann fest, dass einer der Patientenräume fensterlos ist. Das durfte natürlich nicht sein, entschied man sofort. Es war weder erlaubt noch sinnvoll, denn wer soll ohne Tageslicht und frische Luft gesund werden? Also wurden die dortigen Betten umgelegt. Sie ahnen schon, was mit dem nun leeren fensterlosen Raum geschah? Richtig: Es wurde ein Arbeitsraum für einige Radiologinnen und Radiologen. Mit den Ärzten kann man es ja machen. Immerhin: An den Universitäten, besonders den wegweisenden internationalen, wird langsam mehr über das Problem gesprochen. Das Problem ist ein globales, in England, in der Türkei, in Skandinavien läuft es ja auch nicht besser.

Es geht auch um die Fragen: Wie können wir mehr menschliche Bindungen schaffen? Und warum sind wir Menschen nicht alle immer barmherzige Samariter? Der Psychologe Daniel Goleman hat darüber einmal eine berühmte Rede gehalten. Er hat an der Harvard-Universität jahrzehntelang die emotionalen Reaktionen von Menschen erforscht. In seiner Rede zum Thema Barmherzigkeit und Mitgefühl erwähnt er einen Mörder, der in Kalifornien sieben Menschen erwürgt hatte und später im Gefängnis von einem Forscher mit der Frage konfrontiert wurde: »Wie konnten Sie das tun? Hatten Sie kein Mitgefühl?« Der Täter, hochintelligent, aber emotional unterentwickelt, antwortete: »Ich musste mein Mitgefühl im Gehirn abschalten, sonst hätte ich es nicht tun können.«

Das ist sicherlich ein schreckliches Beispiel von den extremsten Dingen, zu denen manche Menschen in der Lage sind. Aber, so furchtbar es auch ist, genau diese emotionale Kälte wird von mir als Arzt im Krankenhaus auch erwartet: Schleuse möglichst viele Leute durch, ohne dich zu sehr auf sie einzulassen. Und lass erst recht ihre Leiden nicht emotional an dich herankommen. Das ist die heimliche Devise aller, die im Krankenhaus behandeln.

Schluss mit den Grabenkämpfen: Warum wir die Pflegekräfte mit einbeziehen sollten

Apropos Mitgefühl für andere: Wir Ärzte brauchen da manchmal ein wenig Nachhilfe, nicht nur, was die Kranken betrifft. Ich möchte deshalb in diesem Buch auch eine Lanze brechen für das Pflegepersonal. Für die Krankenschwestern und Pfleger. Für diesen großen und wichtigen Bereich der Pflege, von dem wir am Krankenhaus alle so sehr abhängen. Es gibt etwa 1,3 Millionen Beschäftigte in der Pflege, die meisten davon sind Fachkräfte, nur rund 200 000 sind sogenannte Pflegeassistenzkräfte. Mehr als 800 000 Beschäftigte arbeiten in der häuslichen und stationären Pflege und rund 500 000 in Krankenhäusern.

Es wäre arrogant und unfair, wenn ich als Arzt nur über die Belastungen bei uns Medizinerinnen und Medizinern reden und diejenigen vergessen würde, denen es oft noch dreckiger geht – nur dass sie keine gute Lobby haben und noch viel schlechter bezahlt werden. Ich habe während meiner Zeit in den Kliniken jeden Tag gesehen, wie sehr die Pflegefachkräfte die Basis des Systems bilden, das ohne sie zusammenbrechen würde. Und sie bekommen im Wesentlichen keine Anerkennung dafür.

Dass während des Corona-Lockdowns dazu aufgerufen wurde, abends um 18 Uhr auf dem Balkon oder am Fenster einmal für sie zu klatschen, habe ich als puren Zynismus empfunden. Ich weiß, das haben schon andere vor mir gesagt. Aber wir sehen heute im Rückblick: Es hat sich nicht viel getan. Die Leute auf den Covid-Stationen haben einen Bonus bekommen, die auf den Intensivstationen nicht. Wenn wir ehrlich sind, findet das Pflegepersonal selten das Gehör, das ihm zusteht, und die Wertschätzung ist einfach nicht so hoch, wie sie es sein sollte. Die Pflege wird meist nicht als bedeutender Protagonist im Gesundheitswesen wahrgenommen, sondern nur als Statist im Hintergrund – dabei leistet dieses Personal sehr viel und sehr Wichtiges.

Natürlich müssen die Gehälter erhöht werden, aber so wie das System jetzt ist, würde das das Problem nicht lösen. In Deutschland arbeiten die meisten Pflegekräfte in Teilzeit, das unterscheidet uns von vielen anderen europäischen Ländern. Wenn die Einzelnen mehr Geld bekommen (was sie absolut verdient haben), werden viele sich sagen: Dann reduziere ich meine Stunden noch etwas. Wir wissen aus Studien, dass in diesem Bereich nur drei Prozent der Beschäftigten bereit wären, ihre Arbeitszeit zu erhöhen. Einfach weil es ein Knochenjob ist, der die Leute an ihre Belastungsgrenze bringt. Für das Gesamtsystem ist die Lohnerhöhung also keine Lösung, solange die Arbeitsumstände so sind, dass man am liebsten sofort hinschmeißen möchte. Auch sie müssen sich ändern, nicht nur die Bezahlung.

Wir müssen wegkommen von einem Bild, das Ärzteschaft und Pflege gegeneinander ausspielt. Ich als Arzt plädiere dafür, mit einer gemeinsamen Stimme zu sprechen. Wir sitzen in demselben löchrigen Boot – das Gesundheitssystem wird sich nicht über Wasser halten, wenn es nur eine Gruppe rettet. Ich weiß noch genau, wie ich einmal morgens um fünf auf die Station kam und schon zu Beginn der Schicht im Stress war, weil es viel zu viel zu tun gab. Da kam eine Schwester auf mich zu und sagte: »Hey, Sven, ich wollte nur sagen, ich habe bei diesen fünf Patientinnen schon Blut abgenommen, die Proben zum Labor geschickt und das alles in den Unterlagen erfasst.« Meinen Seufzer der Erleichterung konnte man wahrscheinlich zwei Stockwerke unter uns noch hören. Das war meine Rettung, ich wäre aufgeschmissen gewesen ohne die vorausschauende Hilfe der Kollegin. Aber dann sagte sie noch: »Tu mir aber bitte einen Gefallen und sag das nicht den anderen aus meinem Team. Wir sollen den Ärzten ja nicht helfen.« Es darf nicht sein, dass die Opposition zwischen der einen und der anderen Gruppe an den Kliniken so groß ist.

Meine wichtigste Forderung ist: Seht endlich ein, dass die Ärzteschaft überdurchschnittlich vielen Gesundheitsrisiken ausgesetzt ist. Manche sind jetzt schon krank, und viele sind akut bedroht. Wir dürfen die Augen nicht mehr vor diesem Problem verschließen. Nehmt das ernst und schützt endlich die, die andere behandeln sollen!

Meine zweite Forderung: Im Medizinstudium muss »Self-Care« als Standardfach für alle mit aufgenommen werden. Die Kunst, sich um sich selbst zu kümmern, auf Signale des Körpers und der Psyche zu hören und gesund zu leben. Mehr dazu im Kapitel 5 über Prävention. Sie wird immer wichtiger für alle zentralen Krankheiten, die uns zurzeit herausfordern, und damit sollte es auch immer wichtiger werden, den Menschen ein sinnvolles Verhalten zu vermitteln.

Wenn ein buddhistischer Mönch im Kloster selbst nicht meditiert, würde man ihm glauben? Wir Ärztinnen und Ärzte vermitteln aber derzeit keine positiven Veränderungen des Lebensstils und leben selbst auch keine vor. Vor dem Krankenhaus stehen mitunter Ärzte und rauchen, einfach weil sie sich auf diese Art eine kleine zusätzliche Pause erschleichen. Erst erklärt das System uns nicht, wie man gesund durch den Arbeitsalltag kommt, und dann nötigt es uns auch noch zu ungesunden Verhaltensweisen, zu Schokoriegel, Kippe und Schlafentzug.

Die am Anfang dieses Kapitels erwähnte Carrie Cunningham berichtete in ihrem Vortrag auch, dass sie nun, nach ihrer Krise, dreimal am Tag in ein Alkohol-Testgerät pusten muss, drei Jahre lang. Diese Pflicht hat die American Medical Association ihr auferlegt, zusammen mit einigen anderen Bedingungen, unter denen sie weiter behandeln darf. Natürlich ist diese Ärztin dadurch stigmatisiert, was nicht gut ist. (Sie betonte aber, dass sie einverstanden mit diesen Auflagen sei, denn sie gehörten zu den Dingen, die sie gerettet hätten.) Aber ganz ehrlich: Möchten Sie von einem völlig erledigten Menschen, der unter chronischem Schlafmangel leidet, kurz vor dem Burn-out steht und gestern Abend zum Abschalten vier Cocktails getrunken hat, am Herzen operiert werden?

Falls jemand denkt, ich rede hier gerade schlecht über meine Kolleginnen und Kollegen: nein, ganz im Gegenteil. Es geht hier um großartige Leute. Sie sind alle hochgebildet, brauchten meist ein Top-Abitur, um überhaupt diese Laufbahn einschlagen zu können, haben danach jahrelang Übermenschliches geleistet und gigantische Mengen an Wissen verinnerlicht. Sie haben viel aufgegeben und viel Verantwortung übernommen. Sie gehören zu den Besten der Besten. Und selbst diese Leute scheitern zu einem erschütternd hohen Prozentsatz am System. Das zeigt doch, wie falsch es ist. Auch aus Sicht der Gesellschaft ist es unverantwortlich, unsere Heiler und Therapeuten derart zu verschleißen.

DIE DIGITALE GLASKUGEL: WIE MEDIZIN-COMPUTER IN DIE ZUKUNFT SCHAUEN, UND WARUM DAS EINE GUTE NACHRICHT IST

Künstliche Intelligenz ist überall, auch im Krankenhaus und in Arztpraxen. Sie kann uns helfen, die Zukunft vorherzusagen. Die sogenannte »prädiktive« Medizin könnte vielen Menschen das Leben erleichtern – oder sogar retten.

Verena ist um 5 Uhr 20 aufgestanden. Es ist noch dunkel, und frostig ist es auch an diesem Februartag im Umland von Berlin. Außerdem ist Erkältungszeit, und das ist ein Problem für Verena. Sie möchte so wenig wie möglich mit Viren und Bakterien in der S-Bahn in Kontakt kommen, denn das verkraftet ihr Körper vielleicht nicht mehr. Ihr Immunsystem ist schwach. Verena muss ins 25 Kilometer entfernt gelegene Krankenhaus zur Chemotherapie. Sie fährt mit dem Regionalzug in den Berliner Stadtbereich.

Dort steigt sie aus und trifft ihre Tochter Maxi, die sich heute freigenommen hat, um ihre Mutter zu begleiten. Maxi fährt ihre Mutter den Rest des Weges durch die Stadt. Grundsätzlich zahlt die Krankenkasse auch eine Taxifahrt zur Behandlung, aber es werden Zuzahlungen fällig. Außerdem braucht man vorher eine Genehmigung mit einer schriftlichen Bestätigung der Arztpraxis, das ist vielen Patienten einfach zu viel zusätzlicher Stress. Und Verena möchte keinem zur Last fallen. Sie hat auch Angst, noch mehr Druck zu verbreiten, als ohnehin schon auf allen lastet. Also trifft sie ihre Tochter auf halbem Weg.

Verena wird etwas übel im Auto, sie hat vor Aufregung kaum geschlafen, und essen mag sie morgens vor der Chemo nicht. Sie ist gestresst, das Essen fällt ihr sowieso schwer, und etwas wackelig auf den Beinen ist sie im Moment auch jeden Tag. Ihr Alltag ist einfach total durcheinander. Sie weiß, dass die Therapie ihr Leben vermutlich nur verlängert und die Symptome abmildert. Sie möchte ihre letzten Monate noch genießen, aber immer wieder ist der Stress durch die Behandlung sehr hoch. Das nächste Weihnachten wird sie vielleicht nicht mehr erleben, da macht Verena sich keine Illusionen; umso mehr empfindet sie es als qualvoll, sich in ihrem Zustand in aller Herrgottsfrühe nach Berlin durchschlagen zu müssen. Viel lieber würde sie die wenige Zeit nutzen, um ihre Enkel so oft wie möglich zu sehen und viel an der Havel spazieren zu gehen.

Nach über einer Stunde ist Verena endlich in der Klinik. Erst kommt immer diese freundliche Krankenschwester, die sie schon kennt, und nimmt ihr Blut ab. Dann heißt es warten. »Der Doktor kommt gleich« bedeutet manchmal, dass es noch zweieinhalb Stunden dauert. Oder es geht ganz schnell. Man weiß nie, was passiert, und für viele ist genau dieser Umstand das Belastende. »Der Doktor kommt gleich«

wurde auch über mich oft gesagt, aber »gleich« ist in der Medizin eine Zeiteinheit, die irgendetwas zwischen 15 Minuten und zweieinhalb Stunden meint. Mit einer klaren Tendenz zu 150 Minuten.

Für manch einen sind das Minuten und Stunden voller Angst und Bangen. Hunger verspüren viele Krebskranke im fortgeschrittenen Stadium kaum. Und selbst wenn doch, ist das Krankenhausessen meist ein unwürdiger und ungesunder Fraß. Das ist kein Klischee. Das Deutsche Krankenhausinstitut fand in einer Untersuchung heraus, dass beim Essen besonders gespart wird. Deutsche Krankenhäuser gaben im Jahr 2018 im Durchschnitt nur 3,84 Euro pro Tag und Patient dafür aus. Dreizehn Jahre vorher waren es noch rund 4,45 Euro, gut 15 Prozent mehr. Im gleichen Zeitraum stiegen bekanntlich die Preise für Lebensmittel aber stark.

Zwei Drittel der Kliniken planen nicht, ihre Küchen zu modernisieren, obwohl diese manchmal 30 Jahre alt sind. Es gibt keine bundeseinheitlichen Standards für Krankenhausessen, eine Überprüfung der Qualität findet kaum statt. Die ARD ließ im Jahr 2020 für einen Fernsehbeitrag das Essen in einem Berliner Krankenhaus analysieren und berichtete dann, dass Patienten damit nicht erhielten, was ihr Körper brauche: Vitamine und andere Nährstoffe seien im Essen nicht ausreichend vorhanden, dafür aber viel zu viel Salz.

Zurück zu Verena. Sie sitzt also mit den anderen angespannt im Wartezimmer, ein Bett für sie ist noch nicht frei. Die Gespräche der anderen Familien anzuhören, macht es auch nicht besser, die Stimmung ist bei allen sehr gedrückt. Und schön ist es in dem neonbeleuchteten Raum mit Sterilium-Duft auch nicht.

Dann kommt endlich der Arzt. Er wirkt etwas erschöpft und gestresst, obwohl es erst 9 Uhr 30 ist. Er will gerade etwas sagen, da ruft die Schwester auf dem rund 15 Jahre alten DECT-Telefon an, das er in der Seitentasche seines Kittels trägt. Er geht ran, spricht im Stehen und notiert sich schnell etwas mit Kuli auf seinen Unterarm. Dann kommt schon die nächste Schwester rein und sagt: »Da hinten in Zimmer 27 wird dringend eine Flexüle gebraucht.« Also entschuldigt sich der Arzt, rennt weg, kommt aber immerhin nach nur knapp zehn Minuten wieder und wendet sich endlich seiner Patientin Verena zu. Allerdings nur, um ihr eine kleine Hiobsbotschaft zu überbringen: »Es tut mir leid«, erklärt er, »aber Ihre Laborwerte sind nicht gut genug. Ihr Immunsystem würde eine Chemo heute einfach nicht verkraften. Ich kann Sie nicht behandeln.«

Verena ist enttäuscht und erschöpft. Jetzt steigt die ganze Wut in ihr auf, die sich über diesen anstrengenden Tag hin angestaut hat. Sie beschwert sich, erzählt, wie weit sie extra gefahren sei. Ihre Tochter habe einen halben Arbeitstag verloren, und sie müssen nun erst wieder neu klären, wer sie nächstes Mal begleiten kann. Der Arzt entschuldigt sich noch mal. Er könne nichts machen.

Warum ich als Arzt systematisch Menschen enttäuschen musste

Dieser Arzt, das bin ich. Ich habe diese Sätze schon oft sagen müssen und habe schon oft in die enttäuschten Augen von Menschen geschaut, die sowieso in der schwierigsten Zeit ihres oftmals nur noch kurzen Lebens steckten. Alles war also umsonst, die Anfahrt, der Stress, das Warten. Und dann muss ich irgendetwas vorschlagen: »Haben Sie am nächsten Mittwoch Zeit? Kommen Sie doch noch mal her. Ich kann Ihnen nicht versprechen, dass Ihr Immunsystem dann fit genug ist, aber es ist zumindest sehr wahrscheinlich.« (Manchmal kann man auch ein Medikament verabreichen, das die Zahl der weißen Blutkörperchen erhöht. Es wird aber nicht immer eingesetzt, und die erste vergebliche Anreise von Verena hätte es auch nicht verhindert.)

Solch eine sinnlose Anfahrt, wie Verena sie hatte, ist nicht nur für die Patientin ein Problem, sondern auch für das Personal. Auf der Station halten sich Menschen an so einem Termin bereit, um Blut abzunehmen, die Gespräche danach zu führen, Infusionen zu legen und Akten zu aktualisieren. Wir bestellen acht bis zehn Patienten ein, und wenn die Behandlung bei mehreren von ihnen endet, bevor sie überhaupt begonnen hat, verschwende ich auch wertvolle Arbeitskraft.

Der Grund für das ganze Drama ist, dass wir Faustregeln brauchen, um den Betrieb aufrechtzuerhalten. Vereinfachte Grundregeln sind dabei nötig. Wenn man es zu kompliziert macht, klappt es im Alltag einfach nicht. Deswegen gibt es Heuristiken wie: Wenn Menschen sich einer Chemotherapie unterziehen müssen, ist alle 21 Tage eine neue Behandlung fällig. Viele Studien stehen im Hintergrund solcher Richtwerte, sie leiten sich also aus fundierter Forschung ab. Für sehr viele Leute passt das auch, aber eben nicht für alle. Der Teil der Menschen, bei dem es nicht klappt, ist schlecht dran. Da entscheiden wir dann intuitiv, sozusagen nach der Leitidee »Wissenschaft plus Bauchgefühl«.

Wir treffen am Krankenhaus oft Vorhersagen. In diesem Fall geht es um die Frage, wann ein Körper wieder in der Lage ist, die nächste Chemotherapie zu vertragen. »Nach 21 Tagen« wäre eine unflexible Antwort, die meines Erachtens einfach nicht gut genug ist. Ich finde, diese Vorhersage ist zu schlecht. Zu ungenau. Nicht individuell. Kann ich besser wissen, wer von meinen Patienten länger braucht? Kann ich besser vorhersagen, welche Patientin auf ein bestimmtes Medikament schlecht reagiert?

Ich will nicht behaupten, dass es in allen Kliniken so abläuft wie in meiner damaligen. Hier und da gibt es vielleicht klügere Modelle, und natürlich passt man einen solchen Behandlungsablauf auch irgendwann an – wenn eine Patientin zweimal nach 21 Tagen noch nicht bereit war, stellt man das Intervall für sie zum Beispiel auf 28 Tage um. Das entscheide ich aber nach meinem Gefühl als Arzt, es ist nicht standardisiert, und es kostet auch Zeit, weil ich mir dafür erst die Laborwerte näher ansehe oder vom Hausarzt noch welche zusätzlich heranziehe. Wenn ich genauer werden will und wenn ich das zusätzlich zu meiner Behandlung noch selbst individuell anpassen muss, wird es zu viel, ich komme ja auch so schon zu nichts im Krankenhausalltag. Insofern brauche ich als Arzt solche Faustregeln. Besser geht es nicht mit dem aktuellen System. Im Wesentlichen gilt: Kein Arzt ist böswillig, keine Ärztin faul, sondern im Rahmen der heutigen Krankenhausmedizin ist das ein Handeln nach bestem Wissen und Gewissen.

Dabei ginge es inzwischen genauer: Mit den Möglichkeiten und den Algorithmen, die wir heute haben, ergibt sich die Möglichkeit, diese Faustregeln hinter uns zu lassen zugunsten einer besseren Methode. Die bisherige Medizin war intuitiv und empirisch, das heißt, Entscheidungen werden nach dem ärztlichen Gefühl getroffen (was oft gut funktioniert) oder nach Erfahrungswerten (21 Tage passt meistens). Aber die neue Medizin kann individuell und präzise sein. Wir können mithilfe unserer Daten und unserer Programme eine Prognose geben, die für Verena besser passt.

Für jede einzelne Person können wir sagen, wie lange für sie die Pause zwischen den Behandlungen sein sollte. Selbst wenn ich das als Arzt ausrechnen könnte, müsste ich mich dafür einige Zeit an ihre Unterlagen und ihre Laborwerte setzen, mir alles genau anschauen und eine gute Lösung überlegen. Das dauert aber zu lange.

Die Kosten, die ich dabei verursache – zeitlich und monetär –, wären für die Klinik viel zu hoch. Außerdem würde das ja erst passieren, wenn Verena schon ein oder zwei Mal vergebens erschienen ist, da mir das Problem sonst gar nicht bewusst wäre. Deswegen nützt uns die Maschine mehr: Sie berechnet automatisch, hat idealerweise schon alle Laborwerte, tägliche Daten, vielleicht auch genetische Daten. Und wenn sie auf dieser Basis einen Zeitraum angesetzt hat, bucht sie sogar auch noch den Termin für Verena ins System ein.

Behandeln heißt Vorhersagen treffen

Vorhersage ist so ein wichtiges Thema, weil sie die Basis aller künstlichen Intelligenz ist. Und die spielt auch in der Medizin heute eine Rolle. Von KI ist zurzeit allgemein sehr viel die Rede – alle Welt hört davon, wenn Elon Musk diesen Zweig der Informatik öffentlich die »größte Gefahr für die Menschheit« nennt, oder wenn eines der erfolgreichsten Videospiele der vergangenen Jahre davon handelt, wie denkende Maschinen die Zivilisation vernichten (»Horizon Zero Dawn«). Andererseits sprechen Zehntausende zu Hause ihren Lautsprecher mit »Alexa« an und fragen diese nach dem Busfahrplan, dem Kinoprogramm oder danach, wie der erste Leadgitarrist der Rolling Stones hieß.

Die meisten Menschen haben nur eine sehr unklare Vorstellung davon, was künstliche Intelligenz ist. Schon der Name ist irreführend: Natürlich ist ein Programm nicht wirklich »intelligent« im eigentlichen Wortsinn. Es liefert eigentlich vielmehr eine Vorhersage, eine Wette auf die Zukunft. Das ist so gemeint: Wenn meine kleine Nichte ihre Hausaufgaben macht und dabei ihr Google-Handy fragt: »Was ist die Hauptstadt von Frankreich?«, dann *weiß* der Server des Anbieters die Antwort darauf natürlich nicht. Nicht in dem Sinne, in dem Menschen etwas wissen. Sondern das Programm stellt eine

Berechnung an, dass vermutlich die Antwort »Paris« als zufriedenstellend akzeptiert werden wird. Das hat der Algorithmus aus den Tausenden von Daten abgeleitet, mit denen er gefüttert wurde. Aber was er da tut, ist immer: etwas vorhersagen. In diesem Fall sagt er vorher, dass ein Mensch, der nach der Hauptstadt Frankreichs fragt, höchstwahrscheinlich »Paris« hören möchte.

Der Neurowissenschaftler und Unternehmer Jeff Hawkins behauptet, dass alle Intelligenz immer Prädiktion sei. Wir Menschen fassen als Kinder fünf- oder zehnmal in die Brennnesseln und sind dann in der Lage vorherzusagen: »Wenn ich dieses Gestrüpp hier berühre, wird es wehtun, also meide ich es.« Hawkins sagt, dass überhaupt alle Geistesleistung letztlich so funktioniere. Das Gehirn prüfe immer, ob ihm eine Lage der äußeren Welt schon bekannt ist und was ein bestimmtes Handeln für Folgen hat. Hawkins' Ansichten sind umstritten. Ich erwähne sie aber, um zu zeigen, dass man es so sehen kann: Denken heißt, Vorhersagen zu treffen.

Das Gleiche passiert längst auch in der Medizin. Und ungleich komplexer. Das kanadische Unternehmen Deep Genomics stellt Prognosen, was passiert, wenn die menschliche DNA an bestimmten Stellen verändert wird, und sucht nach Behandlungen für genetisch bedingte Krankheiten – alles mit künstlicher Intelligenz. Die Firma Human Longevity aus Kalifornien legt gerade eine gigantische Gen-Datenbank an und will damit ihren Kunden ihr persönliches Risiko voraussagen, an Krebs oder Stoffwechselkrankheiten zu erkranken. Das sind nur zwei Beispiele unter vielen. Welche Unternehmen sich durchsetzen werden und wirklich verlässlich sind, ist noch nicht klar. Der Markt entsteht erst – aber er verspricht sehr viel.

Auch die Forschung zu dem Thema ist aufregend und vielfältig. Die Subtypen und der Grad einer Parkinsonerkrankung wurden mit KI identifiziert. Ein anderer Algorithmus kann vorhersagen, ob Menschen auf Intensivstationen der Gefahr eines Herzstillstandes ausgesetzt sind. Ein anderer Algorithmus konnte kürzlich gerade *nicht* vorhersagen, bei welchen Asthma-Patienten sich das Krankheitsbild deutlich verschlechtern wird. Das alles sind nur ein paar interessante Beispiele der jüngsten Vergangenheit.

Die denkenden Medizin-Computer stehen in China und den USA

Moderne, computergestützte Medizin kann in die Zukunft schauen. Und das meiste passiert auf diesem Gebiet in Nordamerika und China. Der weltweite Markt für KI im Gesundheitswesen wird aktuell auf 6,7 Milliarden US-Dollar geschätzt, soll aber schon im Jahr 2027 die 40 Milliarden überschreiten. Ein medizinisches Fachmagazin erstellte 2022 das Ranking der »zehn Länder, die den Weg in die KI-Nutzung im Gesundheitswesen weisen«. Auf den ersten Plätzen landeten Indien, die USA und China. Deutschland stand immerhin nur auf dem vorletzten Platz, nicht auf dem letzten.

Natürlich ist Deutschland ein Land der Innovationen und auch der Technologie. Aber im Bereich der KI-Medizin führen andere Nationen. Manchmal wirkt es, als fände das Thema hier einfach keine Aufmerksamkeit. »Predictive Medicine« hat schon seit 2011 einen englischen Wikipedia-Eintrag, aber bis heute (Stand Anfang 2023) immer noch keinen deutschen. (Immerhin gibt es einen kurzen Artikel mit dem Titel »Prädiktive Analytik«, die Medizin wird darin allerdings nicht erwähnt.)

Dabei verändert die prädiktive Medizin gerade alles. Das betrifft nicht nur den Bereich der medizinischen Behandlung im engeren Sinn. Es gibt jetzt schon Ideen wie diese: Lkws der Zukunft könnten die Gehirnaktivität und die Gehirnwellen ihrer Fahrer messen und sich mit Warnungen melden, wenn sie feststellen, dass der Fahrer müde wird. Schlaftrunkenheit gehört zu den Top drei Ursachen von Unfällen im Straßenverkehr und rangiert noch vor dem Alkoholmissbrauch. Das ist ein Beispiel aus der Verkehrssicherheit. Aber es stammt aus der prädiktiven Medizin – denn auch in diesem Fall wird der Computer vorhersagen: Die Wahrscheinlichkeit, dass mein Fahrer in den kommenden Stunden einen Unfall verursacht oder in einer Gefahrensituation zu langsam reagiert, ist über einen kritischen Grenzwert gestiegen. Und er wird aufgrund dieser Vorhersage eine Ruhepause fordern.

Die Begriffe »Vorhersage« oder »Prädiktion«, beziehungsweise international »prediction«, klingen etwas abenteuerlich. Vielleicht denken manche dabei an den Film *Minority Report*, der das Thema schon vor zwanzig Jahren ins Kino brachte – und der heute berühmt dafür ist, erstaunlich viel Technologie vorausgesehen zu haben, die später wirklich auf den sogenannten Consumer-Markt kam: vom iPad über die Gestensteuerung (Xbox Kinect erschien erst 2010!) bis hin zum autonom fahrenden Auto. Tatsächlich hatte der Regisseur Steven Spielberg ein Team von 15 Experten der damals sehr angesehenen Beratungsfirma Global Business Network eingeladen, mit ihm drei Tage lang zu überlegen, wie die Zukunft aussehen könnte. Die Forscher erklärten ihm dabei, was gerade an den Universitäten und bei interessanten Unternehmen entwickelt wird und vermutlich bald marktreif ist.

Sie taten damit genau das, was »prediction« heute bedeutet: Sie schauten sich die Menge der bereits vorliegenden Daten (Was wird entwickelt?) an und versuchten, die Lücken darin (Was wird Erfolg haben?) zu schließen. So generiert man Informationen, die man noch nicht hat. Und genau so funktioniert das auch in der Medizin.

Die Behandlung wird so individuell, wie
die Patienten es schon sind

Im Fall meiner Patientin Verena, die umsonst zu ihrer Chemotherapie angereist ist, wäre eine Prädiktion sinnvoll und hilfreich. Anstatt Schema F anzuwenden (»Kommen Sie in 21 Tagen wieder.«) wäre es doch viel besser, ihre speziellen Bedingungen anzusehen und einzuschätzen, wann für sie der richtige Zeitpunkt für die nächste Behandlung ist. Dazu sollten wir uns fragen: Können wir genauer voraussagen, wann Verena wieder aus dem Tiefpunkt der Blutbildung unter der Chemotherapie herauskommen wird? Dafür gibt es sogar eine relativ einfache Methode, bei der man täglich die Neutrophilen, einen bestimmten Typ der Blutkörperchen, der beim Menschen 50 bis 65 Prozent der Leukozyten ausmacht, misst. Eine Forschergruppe der Sungkyunkwan-Universität in Seoul hat das schon in einer Studie ausprobiert. Ihr Deep-Learning-Algorithmus konnte den richtigen Tag für eine neue Behandlung auf diese Weise besser vorhersagen als eine Spezialistengruppe.

Aber die KI-Vorhersage anhand der Zahl der Neutrophilen im Blut ist nur ein Beispiel, wie Biomarker für Prädiktion genutzt werden können. In bestimmten Bereichen wird die sogenannte »Proteomik« herangezogen, die Erforschung der Proteine in den Zellen. Bei der Metabolomik geht es um die Charakteristika des Stoffwechsels. Das sind aufregende Bereiche der Medizin, die in jüngster Zeit enorme Fortschritte gemacht haben.

Man könnte auch die vorliegenden Laborwerte von Verena (die Blutwert-Kontrollen an Tag 8 und Tag 15 nach der letzten Chemo) mit Machine Learning auswerten, das heißt, mit einem Programm, das eine Vorhersage aufgrund dieser Daten abgeben wird. Einen solchen Algorithmus könnte man anhand der Daten von vielen

Krebspatienten trainieren, er würde dann immer besser und genauer werden. Aber für den Fall der idealen Terminierung einer Chemotherapie reicht sogar ein täglicher Scan der weißen Blutkörperchen – hier brauchen wir gar kein »Big Data«. Mit der Technologie, die jetzt schon verfügbar ist und die sich bald verbreiten wird, können die Betroffenen solche und andere Messungen auch selbst zu Hause durchführen und die Ergebnisdaten an die Klinik übermitteln.

Doch es geht beim Einsatz von KI nicht nur um den einzelnen Patienten und die Frage, ob 21 Tage richtig oder falsch sind. Es geht auch um den Tagesplan, um die Belegung und darum, dass samstags und sonntags an den meisten Krankenhäusern keine Chemo stattfindet. Und es geht um Fragen wie: Muss die Patientin allein liegen? Manchmal hat jemand einen MRSA, einen Methicillin-resistenten Staphylococcus aureus. So ein Patient muss aus Gründen des Infektionsschutzes allein liegen. Manchmal kommt auch jemand doch nicht, und es wird eine Kapazität frei – das alles sind auf den ersten Blick chaotische Daten.

Wenn Menschen sie eingeben, passieren oft Fehler. Manchmal werden wie gesagt Dinge sogar bewusst weggelassen, wenn sich jemand vor möglichen rechtlichen Folgen schützen möchte. Wenn alles aber sehr gewissenhaft eingegeben wird und wenn die Daten gut sind, dann kann ein kluges System sie so aufbereiten, dass wir uns auf die wirklich wichtigen ärztlichen Tätigkeiten konzentrieren können und nicht auch noch das Betten-Management übernehmen müssen.

Wenn solche Programme zur Unterstützung im Gesundheitswesen eingesetzt werden, heißt das nicht, dass die Medizin unmenschlich wird oder kühl wie ein Computer. Am Ende werden wir Menschen immer auch mit Herz entscheiden müssen. Nur besser – das ist mein Plädoyer. Ich möchte dazu eine Geschichte erzählen, die ich vor Jahren erlebt habe und die mir nie mehr aus dem Kopf ging: Ich hatte einen Patienten, der mir eines Tages sagte, dass er seine Chemo vorerst nicht in Anspruch nehmen wolle. Er war mir schon vorher aufgefallen, weil er in Sportkleidung in die Klinik kam und dort während seiner Wartezeit im Treppenhaus hoch- und runterrannte. Ein Ingenieur, Mitte 70 und stets höflich. Er litt an einem metastasierten Lungenkarzinom, seine Aussichten waren schlecht. Er war nicht naiv und verstand seine Lage, aber er wirkte erstaunlich gelassen.

Ich zeigte ihm die Bilder seiner CT und erklärte sie ihm. Er antwortete interessiert und freundlich, fragte nach und sagte Dinge wie »Oh, das ist nicht gut, oder?« Und ich musste das leider oft bejahen. In unserem Team dachten wir zuerst, hier sei etwas nicht in Ordnung. Entweder sei das ein psychologischer Abwehrmechanismus und der Mann verweigere sich der Realität, oder er sei irgendwie emotional instabil. Die meisten Menschen reagieren in einer solchen Situation traurig oder verwirrt. Dieser Mann aber wirkte glücklich und mit sich selbst im Reinen.

Er erklärte mir: »Ich habe noch einen großen Wunsch. Ich will mit meiner Tochter auf Hawaii den Marathon laufen. Dafür habe ich mich angemeldet, und darauf freue ich mich schon lange. Ich will dorthin.« Mir war aber klar, dass nur eins geht: Chemo oder Marathon. Wenn er die Chemo beginnt, wird er nicht in der Lage zu einer sportlichen Höchstleistung sein. Schlimmer noch: Es wäre hochgefährlich, das zu probieren. Er könnte spontane Blutungen bekommen, die Infektionsgefahr wäre enorm hoch, er hätte mit Übelkeit zu kämpfen und mehr – Chemo und Marathon, das passt einfach nicht zusammen. Auch ein Transatlantik-Flug ist da eigentlich ausgeschlossen, selbst ohne die Chemo würden wir einem Menschen mit einer solchen Erkrankung davon abraten. Wenn etwas passiert, ist die nächste Klinik weit weg, und eine Notlandung wäre für alle Beteiligten keine Freude. Wir wussten nicht einmal, ob der Mann den Flug schaffen würde.

Ein krebskranker Jogger und sein letzter Wunsch

Wir standen also vor einem Dilemma: Wenn er seine Therapie nicht beginnt, hängt sein Leben am seidenen Faden. Wenn er sie beginnt, fällt der Marathon aus, und sein letzter großer Wunsch bleibt unerfüllt. Mein Patient hat sich gegen die Therapie entschieden. Er hat weiter trainiert und sich dann ins Flugzeug gesetzt. Und ich hatte echte Ängste vor all den Problemen, die ich eben schon angedeutet habe: Was, wenn er eine Lungenblutung in der Höhe bekäme? Krampfanfälle aufgrund einer Hirnmetastase? Aber nichts davon passierte. Er kam wieder und begann seine Chemotherapie, die gut lief. Wir waren alle erleichtert und auch etwas erstaunt. Wir freuten uns für ihn, weil er recht gehabt hatte mit seiner Entscheidung. Einige Monate später ist er an der Erkrankung gestorben. Dass wir ihn nicht würden heilen können, wussten alle – auch er selbst – schon von Beginn an. Aber er hat vorher noch etwas erlebt, was ihm extrem viel wert war.

Mein Patient hat eine Abwägung angestellt und eine Vorhersage getroffen. Die besten Computerprogramme hätten ihm nichts raten können. Sie hätten eine Wahrscheinlichkeit ausgegeben, und dann hätte es eine Empfehlung von meiner Seite als Arzt gegeben – hier gibt es immer einen Ermessensspielraum, und ich musste gemeinsam mit meinem Patienten einen Entschluss fassen. Er hat die Prädiktionen und deren Implikationen verstanden durch meine ärztliche Erklärung. Dem Patienten war in diesem Fall der letzte Marathon wichtiger als die frühe Chemo, für ihn war es das Richtige – und wer sollte diese Entscheidung fällen, wenn nicht er?

Zwischen Mensch und Maschine wird es noch eine ganze Zeit lang eine Arbeitsteilung geben: Maschinen reduzieren durch Vorhersagen die Unsicherheit, aber Menschen bewerten danach das, was das Programm sagt. Und sie entscheiden dann mit Verstand und Herz. Das wird in der KI-gestützten Medizin so sein, wie es jetzt schon im Alltagsleben ist.

Eigentlich geht die Arbeitsteilung zwischen Mensch und Maschine sogar noch viel weiter, als ich eben angedeutet habe. Da ging es ja nur darum, dass menschliches medizinisches Personal die Ratschläge der Programme abschließend bewertet. Das ist selbstverständlich. Es gibt aber noch einen anderen Grund, warum Mensch und Maschine sozusagen Hand in Hand arbeiten sollten: Sie sind in unterschiedlichen Dingen gut – und in unterschiedlichen Dingen schlecht.

Wenn Mensch und Maschine zusammen den Rekord schaffen

Manchmal ist es daher ideal, wenn Mensch und Maschine ihre Fähigkeiten zusammenwerfen. Ein Team der Universitäten Harvard und des MIT hatte einen Algorithmus programmiert, der anhand von Biopsien Brustkrebsmetastasen erkennen konnte und dabei in 92,5 Prozent der Fälle richtiglag. Das ist schon gut, aber Menschen können besser sein: Legte man die gleichen Bilder menschlichen Pathologen vor, war die Trefferquote sogar 96,6 Prozent. Nun wollte das Harvard/MIT-Team aber noch besser werden: In einem dritten Schritt wurde daher beides kombiniert, die Vorhersagen der Pathologen und die des Programms. Diese gemeinsame Analyse war zu 99,5 Prozent korrekt. Das bedeutet ein Absenken der (kleinen) Fehlerrate der menschlichen Spezialisten um 85 Prozent.

Menschen sind gut, aber sie sind auch (systematisch) fehlbar. Sie lassen sich zum Beispiel von Faktoren beeinflussen, die überhaupt nicht in die Bewertung eines Problems einfließen sollten. Eine Studie der Harvard Medical School untersuchte die Frage, ob Ärzte bei Lungenkrebsdiagnosen lieber eine Bestrahlung verordnen oder operieren. In bestimmten Fällen muss man sich für eines von beiden entscheiden. Die Harvard-Psychologen fanden heraus: Wenn man ihnen vorher mitteilt, bei der Operation liege die Überlebensrate nach einem Monat bei 90 Prozent, dann wählen 84 Prozent der Mediziner diesen Weg und entscheiden, dass eine Operation das Richtige ist. Wenn man aber vorher sagt, dass zehn Prozent den ersten Monat nach der Operation nicht überleben (was sachlich genau dieselbe Aussage ist), dann wählt nur die Hälfte die Operation, und die andere Hälfte würde dann lieber doch bestrahlen. Eine Maschine würde solch einen logischen Fehler nicht machen. Ärzte lernen natürlich auch schon im Studium, dass Menschen manchmal solchen intuitiven Irrtümern aufsitzen können, aber niemand ist vor ihnen wirklich gefeit. Selbst wenn man es sich regelmäßig vor Augen führt. Maschinen können uns helfen, auch unter Stress und Müdigkeit nicht so leicht unseren »Cognitive Biases« zu verfallen.

Die Forschung hat auch festgestellt, dass Menschen sich selbst widersprechen. Selbst Experten. Am California Institute of Technology wurde erfahrenen Radiologen eine lange Reihe von Diagnosedaten vorgelegt. Eins wurde aber nicht dazugesagt: Einige Daten kamen mehrmals vor, ein paar Bilder wiederholten sich. Und genau darum ging es dem Forscherteam in Wirklichkeit: Eigentlich sollte erforscht werden, ob das Urteil der Ärzte über bestimmte diagnostische Daten stabil ist. War es aber nicht: Die Radiologen widersprachen sich in der Bewertung der Röntgenbilder in einem von fünf Fällen. Das wäre eine Fehlerrate von 20 Prozent. So etwas unterläuft einem Computer nicht. Auch ein Computer kann falschliegen, aber er kann sich nicht mal so und mal so entscheiden in der Bewertung der gleichen Daten.

Wir Menschen müssen außerdem unsere Aufmerksamkeit lenken und übersehen manchmal die unglaublichsten Dinge nur, weil sie nicht zu dem passen, auf das wir uns gerade konzentrieren. Das nennt sich »selektive Wahrnehmung«. Es gibt dazu ein berühmtes Experiment der Psychologen Christopher Chabris und Daniel Simons aus dem Jahr 1999: Sie führten einigen Probanden an der University of Illinois einen kurzen Film vor, darin spielen sechs junge Menschen eine Minute lang Ball, in einem Flur der Uni vor ein paar Aufzügen. Drei tragen weiße und drei schwarze T-Shirts, und die Teams haben je einen Basketball, dribbeln durch den Raum und werfen sich untereinander den Ball zu. Nun wurde angesagt: Die Aufgabe ist, die Pässe zu zählen, die von den weiß gekleideten Spielern untereinander gemacht wurden. Es waren 15. Viele der Probanden zählten das richtig. In der Mitte des Films geht ein Mann im Gorillakostüm durch den Raum, trommelt sich kurz auf die Brust und verschwindet dann. Aber die Hälfte der Probanden sah ihn einfach nicht. Der Psychologe Trafton Drew wiederholte die Idee im Jahr 2013 mit einem speziell auf Radiologen zugeschnittenen Experiment: Er legte Ärzten Lungenscans vor, und sie sollten die Bilder auf Knötchen im Gewebe untersuchen. Mehr als drei Viertel der Radiologen übersahen dabei die vergleichsweise große Zeichnung eines Gorillas auf dem Scan, die Drew rechts oben im Bild versteckt hatte.

Menschen müssen sich konzentrieren, müssen wissen, wonach sie suchen, und Menschen übersehen Dinge – vor allem solche, die durch das Raster fallen. Maschinen funktionieren in manchem ähnlich und in manchem völlig anders. An diesem Punkt lohnt es sich, kurz zu erklären, wie eine Maschine überhaupt Bilder (oder andere Daten) deuten kann. Wie lernt ein Programm, eine diagnostische Information zu lesen und eine Vorhersage zu treffen, was hier wohl geschehen wird? Egal ob es das Foto einer Hautveränderung ist oder ein EKG oder der Befund aus einer Blutprobe – das Geheimnis dahinter ist immer gleich. Wir sprechen dabei von der Form der künstlichen Intelligenz, die man heute auch »Machine Learning« nennt.

KI-Programme müssen trainiert werden.
Aber bitte richtig.

Wenn es um Machine Learning geht, ist das Programm selbst meist gar nicht das eigentlich Wertvolle. Das Programm könnte man sich vorstellen wie Gebäude mit einer ausgeklügelten, komplexen Architektur, aber es ist nichts drin. Es ist eine leere Hülle und muss noch lernen, muss trainiert und mit Inhalt gefüllt werden. Das Programm stellt ein Netz von simulierten, virtuellen Neuronen bereit, die nach dem Trainingsprozess Antworten geben können. Wenn man ihm später bestimmte Input-Daten präsentiert, wird das Netz auf eine jeweils eigene Art darauf antworten. So ist es möglich, dass Programme heute erkennen, ob auf einem bestimmten Bild ein Auto zu sehen ist oder auch nicht, um einmal ein Beispiel zu nennen. Das können diese Programme aber nur, weil ihnen vorher Zehntausende Bilder präsentiert worden sind und ihnen jeweils dazu gesagt wurde, ob ein Auto drauf ist oder nicht. Irgendwann können sie es selbst unterscheiden.

Auf die Medizin übertragen heißt das: Wir müssen einem neuen Programm Tausende Menschen vorführen, will sagen: ihre Daten. Darunter viele Gesunde und einige Kranke. Und dann muss man dem Programm noch sagen: Das hier war eine Herzrhythmusstörung, und dieser Mensch erlitt später einen Herzinfarkt. Und diese Leute waren und blieben gesund. Das muss das Programm lernen, damit es später Vorhersagen treffen kann, wenn man es wieder mit EKG-Daten füttert. (Und diese Daten können auch von einer Smartwatch kommen, die dann nichts anderes ist als ein 1-Punkt-EKG. Dazu mehr im Kapitel »Mini-Computer und Maxi-Daten«.)

Für ein solches Programm brauchen wir drei Arten von Daten: Zuerst die Trainingsdaten, mit denen es gefüttert wird, um zu lernen. Dann, wenn es im Einsatz ist, die Input-Daten, aus denen es seine Schlüsse ziehen soll. Und drittens aber auch sogenannte Feedback-Daten: Es muss jeden neuen Fall wieder in sein System einspeisen, zusammen mit der Information, ob es dort richtiglag oder nicht, um immer besser zu werden.

Das alles ist gemeint, wenn man heute manchmal den Spruch hört, Daten seien das neue Gold. Oder das neue Öl. Ich bin allerdings gegen diese überstrapazierten Analogien, denn sie funktionieren nicht, und sie verleiten zu dem irrigen Schluss: Je mehr Daten, desto besser. So ist es nicht. Viel hilft nicht viel. Es geht um gute Daten, um die richtigen Daten und um die richtigen Programme, die jeweils passen müssen. Die Datenschutz-Fragen, die wir als Gesellschaft sicherlich intensiv diskutieren müssen, entstehen eigentlich erst danach. Nämlich wenn zum Beispiel Diagnosedaten fest mit dem Namen und der Adresse eines Menschen verknüpft werden. Und wenn dann die Frage auftaucht, wer darf das denn eigentlich sehen? Der nächste behandelnde Arzt vermutlich schon. Die Arbeitgeberin oder die Nachbarin dagegen bitte auf keinen Fall. Das sind alles Probleme, die wir im Kapitel über den Datenschutz ansprechen wollen. Hier aber, wenn es um Prädiktion geht, spielen diese Datenschutzfragen noch nicht unbedingt eine Rolle.

Zugleich ist die Datenlage auch das Problem aller KI: Das Programm kann nur aus dem lernen, womit es gefüttert wird. Und das unterliegt oft auch einer bestimmten Sichtweise, die implizit mittransportiert wird. In der Datenwissenschaft nennen wir das »Ground Truth«. Der Begriff stammt eigentlich aus der Kartografie und meint die Ergebnisse der Geländeerkundung am Boden, etwa durch Proben oder Fotos. Die Data Science hat diese Idee übernommen, denn kein Programm ist gut, wenn die Datenlage schlecht ist. Es gibt Grundannahmen, auf deren Basis der Algorithmus trainiert wird. Und wenn die nicht umsichtig festgelegt werden, kommt es zu ungewollten oder sogar schädlichen Phänomenen. Etwa, dass die Software zur Gesichtserkennung bei dunkelhäutigen Menschen schlechter funktioniert und auch besonders oft das Geschlecht falsch errät – so etwas kann passieren, wenn der Algorithmus vor allem mit weißen Gesichtern trainiert wurde und vor allem Weiße in der Auswahl waren. Auch in völlig anderen Bereichen traten ähnliche Probleme auf, die unter KI-Wissenschaftlern zur Warnung erzählt werden.

Das Pentagon soll einmal eine bilderkennende Software getestet haben, die getarnte und im Wald versteckte Panzer identifizieren und Fotos von Bäumen und Gebüschen im Wald davon unterscheiden sollte. Sie funktionierte nicht. Erst spät kam die Army auf den Grund des Problems: Die Testfotos der leeren Waldstücke waren hell und scharf fotografiert, die Fotos der Panzer im Halbdunkel und unscharf. Am Ende hatte das Programm gelernt, deutliche von undeutlichen Fotografien zu unterscheiden und sonst nichts. Man darf aber davon ausgehen, dass das US-Militär inzwischen, mehr als fünfzehn Jahre später, solche Bilder automatisiert unterscheiden kann.

Was wir im Sinn behalten sollten ist: Ein neuronales Netz erklärt uns Nutzern nicht, was es tut. Man muss genau darauf achten, womit man es füttert, und verstehen, was es dann tut. Wir werden immer wieder prüfen müssen, ob die Maschinen noch tun, was sie sollen – denn sie werden ja ihre eigenen Daten immer wieder abspeichern und zu ihrem Wissen hinzufügen. Dabei kann ein Programm immer besser werden oder auf Abwege geraten oder ungewollte Nebenideen entwickeln, auf die man zunächst nicht kommt.

Mein Appell wäre: Wir müssen den Nachwuchs schon im Studium auf diese Neuheiten vorbereiten. Die Medizinerinnen und Mediziner der Zukunft müssen wissen, wie Machine Learning und neuronale Netze funktionieren. Sie müssen Statistik lernen und verstehen, ganz klassisch. Das ist das Fundament, auf dem vieles in der KI aufbaut. Ihnen muss klar sein, was die Arbeitsweise von Data Science von der menschlichen Intuition unterscheidet und wo die Fallstricke dieser KI-Technologien versteckt sind.

Die Medizinstudenten müssen heute in der Zwischenprüfung (früher: Physikum) zahllose biochemische Formeln auswendig lernen und das Stoffwechselprodukt Acetyl-CoA malen. Diese Aufgabe ist reine Schikane, die alle nur durch stumpfes Auswendiglernen bestehen, niemand merkt sich das länger, und für die ärztliche Praxis spielt es keine Rolle. Es ergäbe viel mehr Sinn, wenn die Studenten stattdessen zwei ganz andere und wirklich wichtige Dinge lernen würden: Erstens eine Statistik wirklich zu verstehen und richtig zu interpretieren. Das ist leider nicht weitverbreitet in der Medizin. Und zweitens die datenverarbeitende KI zu durchschauen. Denn sie wird immer wichtiger werden und schon bald zum ärztlichen Alltag gehören.

Wieder einmal gilt der Satz: Das kommt sowieso. Gehen wir diesen Prozess also lieber bewusst an. Und zwar sofort – es eilt! Die Entwickler und die Technologiefirmen aus China und den USA warten nicht.

DER SCHÖNE MOMENT, WENN ES NOCH NICHT ZU SPÄT IST: WARUM WIR MEHR PRÄVENTION BRAUCHEN UND WIE KI UNS DABEI HELFEN KANN

Wir sind im Zeitalter der chronischen Krankheiten angekommen, aber man könnte viele dieser Leiden abmildern oder ihnen lange Zeit vorbeugen. Doch dazu müssen wir das Prinzip Prävention endlich wirklich ernst nehmen. Dafür brauchen wir eine neue Haltung – und keine Bonusprogramme der Krankenkassen.

Ich hatte mal einen Patienten, der in die Notaufnahme kam. Es war ein Freitag, spätnachmittags, und wie immer war richtig viel los. Nun kam also dieser Herr rein und fiel sofort auf: Er hatte eine riesige, geschwollene Wange. Sie wuchs, wie ich gleich erfahren sollte, nun schon seit fast zwei Wochen, und mittlerweile fiel ihm das Essen und auch das Sprechen damit wirklich schwer. Ob ich ihm helfen könne, nuschelte der Mann und zeigte auf sein Gesicht.

Mit der Artikulation hatte er es merklich schwer. Als ich ihn mir anschaute, sagte er noch etwas von einem Abszess am Zahn und dass es seit zehn Tagen schon so gehe und immer schlimmer werde. Hinter ihm standen seine Frau und sein Kind. Die Menschen kommen oft in Begleitung, und alle drei sahen ratlos und ängstlich aus. Auch das ist oft so.

Ich ließ mir nichts anmerken, aber ich war etwas genervt. Das Wartezimmer war voll, die Menschen hatten echte Leiden mitgebracht, vom Knochenbruch bis zur Panikattacke – und jetzt kam auch noch einer dazu, der zehn volle Tage hatte verstreichen lassen, nachdem er sich irgendwie im Mundraum verletzt hat?

Es gibt in der Notaufnahme zwei Probleme: Manche Leute kommen mit Bagatell-Problemen hierher, was den Betrieb aufhält und uns die Nerven raubt, weil man sich natürlich jeden Menschen genau ansehen muss. Ich hatte schon einen Taxifahrer, der um vier Uhr morgens kam, um sich ein neues Asthmaspray verschreiben zu lassen. Er dachte, um die Uhrzeit sei ja nicht so viel los, und da komme man sicher schnell dran. Oder einen Unternehmensberater aus Frankfurt, der für einen Kundentermin nach Berlin gekommen war und sich dachte, da er nun schon so nah an der Charité sei, könne er vor seinem Rückflug noch schnell einen kurzen Herz-Check-up in der Notaufnahme machen, weil er zuletzt in einem Meeting etwas kurzatmig gewesen war.

Andere tun das Gegenteil und kommen viel zu spät, nämlich erst dann, wenn ihr Problem schon groß und schwierig zu behandeln ist. Wären sie früher zum Arzt gegangen, hätte sich ihr Leiden in vielen Fällen gar nicht bis zu einem Notfall entwickelt. Oder manchmal auch nicht bis zu einem unheilbaren Problem. Metastasierter Krebs zum Beispiel ist tödlicher als einer, den man früh genug entdeckt und restlos herausoperieren kann. Zugegeben, für Laien ist es schwierig, zu erkennen, was eine Bagatelle und was dringend ist. Ein beliebter Ärztewitz, den wir natürlich nur untereinander reißen, lautet: »Trotz aggressiven Zuwartens ist hier keine Besserung eingetreten.« Hier könnten digitale Systeme helfen, mit denen die Menschen von zu Hause aus besser einschätzen können, worauf ihre Symptome hindeuten und wie krank sie wirklich sind.

Ein solches System ist die App »Ada Health«, ein Chatbot für Mobilgeräte, der gezielt Fragen stellt und ein gesundheitliches Problem so immer weiter eingrenzt. Solche Systeme können viel bessere und genauere Ratschläge geben als das übliche Googeln-und-sich-Sorgen-Machen. »Ada« gibt es in 7 Sprachen, und sie hat laut Angaben des Anbieters rund 13 Millionen Nutzer.

Zurück zu meinem Notfall: Ich war etwas ratlos mit meinem Patienten. Wir sind eine mittelgroße Fachklinik, kein Maximalversorger, und wir haben keine Zahnärzte und keine Mund-Kiefer-Gesicht-Chirurgie. Ich kann gerade mal eine Orthopädin anbieten. Aber selbst wenn sie Zeit gehabt hätte, wäre auch sie nicht ideal für diesen Fall geeignet. Ich wollte meinem Patienten keine Standpauke halten, sagte ihm aber, dass die Notaufnahme einfach der falsche Ort für seinen Fall ist. Dann suchte ich ein paar Adressen anderer Kliniken raus und wollte ihn wegschicken. Als er sich zu seiner Familie umdrehte und zur Tür ging, sah ich, dass er die ganze rechte Körperhälfte nachzog. Unser Mann humpelte. Ich rief ihn wieder zurück.

»Was ist denn mit Ihrer rechten Körperhälfte los?«

»Ach, das ist auch schon die ganze letzte Zeit so«, antwortete er. Er könne die gar nicht richtig bewegen.

Ein Kinderlied warnt vor Gefahr

Nach einer kurzen Pause sagte der Mann dann selbst das Entscheidende, das mir auch bereits dämmerte: »Könnte das vielleicht ein Schlaganfall sein?« Er hätte nämlich schon einmal einen gehabt.

Ich fiel aus allen Wolken. Natürlich konnte das ein Schlaganfall sein! Wer schon einmal einen hatte, hat ein erhöhtes Risiko, wieder einen zu bekommen. Möglicherweise gibt es sogar eine Ursache für den Schlaganfall, wie ein Vorhofflimmern, wogegen man Medikamente einnehmen muss – das wurde mit Sicherheit damals abgeklärt. Aber gut denkbar, dass der Mann das vergessen hatte – Patienten vergessen Dinge, manchmal sogar lebenswichtige –, so dass er vielleicht keine vorbeugenden Medikamente eingenommen hatte, obwohl sie ihm verschrieben worden waren.

Ich hatte also nicht nur eine zu lange unbehandelte Schwellung der Wange, sondern vor allem auch einen Schlaganfall vor mir. Offenbar aber einen, der ignoriert wurde – eine Katastrophe aus meiner Sicht als Arzt. »Time is Brain«, lautet ein Lehrsatz am Krankenhaus. Zeit ist in diesen Fällen nicht Geld, sondern Gehirn: Verrinnt sie bei einem Schlaganfall ungenutzt, ist nicht mehr viel zu machen. Nach einem Schlaganfall gibt es ein paar Stunden, in denen wir noch verhindern können, dass zu viele Zellen im Gehirn absterben. Deswegen beeilt man sich ja so, wenn es Anzeichen für einen Herzinfarkt oder einen Schlaganfall gibt. Denn, wie es in einem Werbespot heißt: »Ein Schlaganfall wartet nicht!« Nach zehn oder vierzehn Tagen ist natürlich alles verloren. Der Herr mit der Wange konnte froh sein, dass er überhaupt noch lebte.

In England und in den USA will man, dass jedes Kind es weiß: Beim Schlaganfall geht es um Minuten. Es gibt dort kleine Cartoon-Filme mit funky Songs. Dazu singt eine Frauenstimme:

»Does the face look a little but uneven?
Does one arm hang down?
Does the speech come out kind of strangely?
Then it's time! Time to call 9-1-1!«

In dem Comic-Film steht ein Mädchen mit seiner Oma in der Küche, und die Großmutter verhält sich plötzlich seltsam. Daraufhin wählt das Mädchen sofort den Notruf. Gut gemacht! Den oben zitierten Ausschnitt aus dem Song würde ich etwa so übersetzen:

»Sieht das Gesicht irgendwie ungleichmäßig aus?
Hängt ein Arm herunter?
Klingt das Sprechen auf einmal seltsam?
Dann ist es Zeit! Zeit, den Notarzt zu rufen, wähl' 1-1-2!«

Der Song heißt »Stroke Heroes Act Fast«. In den USA lief der Film im Fernsehen, und jeder kennt das Lied. Und alle wissen, dass F-A-S-T in diesem Zusammenhang für »**F**acial drooping, **A**rm weakness, **S**peech difficulties, **T**ime« steht. Also: Wenn die drei Symptome FAS erkennbar sind, muss es schnell gehen! In Deutschland gibt es dieses Bewusstsein leider kaum. Dabei kam eine große Studie im Jahr 2017 zu dem Ergebnis, dass in Deutschland 1,6 Prozent der Erwachsenen innerhalb von einem Jahr einen Schlaganfall hatten. Das nennt man die 12-Monats-Prävalenz, sie steigt mit dem Alter, und bei Menschen ab 75 Jahren beträgt sie dramatische 6,3 Prozent. Der Schlaganfall ist weltweit die zweithäufigste Todesursache.

Ich habe den Mann mit der geschwollenen Wange nie wiedergesehen, so ist es am Krankenhaus meistens: Aus den Augen, aus dem Sinn. Jedenfalls in der Notaufnahme, wenn man jemanden weiter verwiesen hat. Aber ich befürchte, dass er seine Beweglichkeit und Körperbeherrschung nicht wieder vollständig zurückgewonnen hat.

Wir handeln erst, wenn es schon zu spät ist

Was hier passiert ist, tut unser Medizinsystem leider viel zu oft: erst handeln, wenn es schon zu spät ist. Gute Prävention setzt ein anderes Denken voraus. Grundsätzlich ist das Leben endlich, daran wird sich nichts ändern. Ein alter Medizinerwitz lautet: »Das Leben ist eine über Geschlechtsverkehr übertragbare Krankheit mit Todesfolge.« Wenn ich hier von Prävention rede, geht es mir um zwei Dinge: Erstens darum, das Leben zu verlängern, indem wir gefährliche Krankheiten möglichst früh erkennen oder sogar verhindern, bevor sie ausbrechen. Und zweitens darum, die Zeitspanne eines Lebens in guter Qualität zu verlängern. Damit Menschen das, was ihnen lieb ist, so lange wie irgend möglich tun können: sich selbst versorgen, kochen, einkaufen, Sport treiben oder spazieren gehen, Intimität und Sex erleben. Das Ziel der Langlebigkeit oder »Longevity« ist ein langes und so lange wie möglich auch gutes Leben. Sinnvoll ist deshalb auch der Begriff der »Healthspan«: Wir schauen also die »Gesundheitsspanne« der guten Jahre an, statt einfach nur die rechnerische Dauer des Lebens.

In unserem medizinischen System sind wir, öfter als uns lieb ist, nur wie eine Feuerwehr, die erst anrückt, wenn die unteren fünf Geschosse des Hauses schon brennen, und die sich dann bemüht, noch alle Menschen vom Dach zu retten. Das immerhin gelingt ja auch oft. Was aber, wenn wir schon gerufen werden würden, sobald im Keller der Funke von einem kaputten Kabel in das alte, trockene Gebälk fliegt? Wenn wir so das Feuer ganz verhindern könnten? Wäre eine solche Früherkennung möglich?

Ich meine, ja. Nehmen wir einmal an, dass der Mann aus der Notaufnahme eine Herzrhythmusstörung hatte, was in diesem Fall nicht unwahrscheinlich ist und ein Hauptgrund für Schlaganfälle.

Die sogenannte »kardiogene Embolie« ist laut einer Studie für 14 bis 30 Prozent aller Schlaganfälle verantwortlich (»kardiogen« heißt, dass sie im Zusammenhang steht mit Vorhofflimmern, linksventrikulären Thromben, Kardiomyopathie, Herzklappenerkrankungen oder angeborenen Herzfehlern). Hätte der Mann drei Jahre vorher eine Smartwatch oder ein ähnliches Gerät getragen, das eine Herzrhythmusstörung frühzeitig erkennt, dann hätte die App gesagt: Geh mal zum Arzt! Da stimmt etwas nicht.

In der Kardiologie hätte er dann erfahren, dass er schon ein Vorhofflimmern hat. Dabei bilden sich kleine Gerinnsel im Vorhof des Herzens, und irgendwann löst sich eines davon, quasi ein fester Klumpen, und verstopft irgendwo anders im Körper ein Gefäß. Im Gehirn zum Beispiel, und dann entsteht ein Schlaganfall. Die Gebiete hinter der Verstopfung werden nicht mehr durchblutet, und dann fallen die Funktionen aus, die dort lokalisiert sind, wie bestimmte Bewegungen, Sprache, manchmal auch Sinnverstehen. Tut man nichts gegen die Verstopfung, sterben die unterversorgten Gehirnregionen ab, der Schaden ist dann irreversibel.

Das alles ist banales Wissen aus den frühen Semestern des Medizinstudiums, und die meisten Menschen kennen diese Gefahr zumindest vage. Aber wir schaffen es trotzdem viel zu oft nicht, zu helfen. Der Herr, der vor mir stand mit der geschwollenen Wange und dem Humpeln, war das beste Beispiel dafür. Und er ist leider kein Einzelfall. Die sogenannten »stummen«, so nennen wir Mediziner die unerkannten, Schlaganfälle können bis zu 20 Prozent aller Fälle ausmachen – es gibt wenig zuverlässige Statistiken dazu, weil viele Patienten die Apoplexie, also den Schlaganfall bzw. die mangelnde Durchblutung des Gehirns, überhaupt nicht bemerken, sondern nur die späteren Folgen, wie etwa Sprachstörungen.

Eine schnelle Diagnose des Schlaganfalls und die richtige Therapie können das Risiko, einen erneuten Schlaganfall zu erleiden, um 80 Prozent senken. Aber das eigentliche Problem ist: Wir brauchen viel mehr und viel bessere Prävention. Vorbeugen heißt nicht nur, dass ich das Rauchen aufgebe und das Beste hoffe. Die Sache ist komplexer. Es gibt vier Arten von Prävention: In der Medizin nennen wir sie primäre, sekundäre, tertiäre und quartäre Prävention. Das klingt arg nach Fachsprache, aber es gibt ein paar wichtige Aspekte daran, deswegen möchte ich das hier kurz erklären.

Die primäre Prävention bedeutet: Ich verhindere das Auftreten einer Krankheit, zum Beispiel durch eine Impfung oder durch einen gesunden Lebensstil. Die sekundäre wäre: Ich erkenne eine Krankheit im frühen Stadium und behandle sie zu einem Zeitpunkt, an dem sie noch relativ leicht in den Griff zu kriegen ist. Das tun wir etwa bei der Krebsfrüherkennung. Hier wird ein Krankheitsherd idealerweise so früh entdeckt, dass man ihn noch entfernen kann und er noch nicht metastasiert ist. Primär und sekundär ist also das, was allgemein unter Prävention verstanden wird. Nun geht es aber noch weiter. Tertiäre Prävention bezieht sich auf die unerwünschten Folgen bestimmter Krankheiten. Dabei verhindern wir das Auftreten von gängigen Komplikationen. Da wird etwa eine Diabetikerin so gut kontrolliert und medikamentös eingestellt, dass denkbare Folgen wie Erblindung oder bestimmte Nervenstörungen gar nicht aufkommen.

Und dann reden wir in der internationalen medizinischen Praxis noch von einer quartären Prävention, das heißt: Übertherapie und Übermedikation wird vermieden. Dieser Begriff wird in Deutschland kaum benutzt, und das Problem wird auch zu wenig beachtet – dabei ist es enorm wichtig. Wer einmal die Pillendose eines alten Menschen gesehen hat mit ihren vielen Fächern für Wochentage und Tageszeiten, kann sich leicht ausmalen, dass dieses Problem weitverbreitet ist. Und dass die ungünstigen Wechselwirkungen und Fehldosierungen oft ignoriert werden. Die Weltgesundheitsorganisation (WHO) schätzt, dass bis zu einem Zehntel aller Krankenhausaufnahmen auf sogenannte »unerwünschte Arzneimittelereignisse« zurückzuführen sind und etwa ein Fünftel auf vermeidbare ärztliche Medikationsfehler. Die Arzneimittelkommission der deutschen Ärzteschaft, ein Ausschuss der Bundesärztekammer, sieht dieses Problem in etwas geringerem Umfang auch in Deutschland.

Prävention sollte daher viel tiefgehender verstanden werden, denn sie umfasst viel mehr, als allgemein angenommen wird. Und es gibt noch etwas, was bei der Prävention oft missverstanden wird: Sie sollte von langer Hand geplant werden. Es geht nicht nur darum, um wieder ein sehr simples Beispiel zu bemühen, jetzt mit dem Rauchen aufzuhören, damit irgendwann in der Zukunft das Risiko niedriger ist, eine Lungenkrankheit zu bekommen. Es gibt auch viel komplexere Phänomene. Der Arzt und Bestsellerautor Peter Attia erklärt eines zum Thema Alzheimer – eine kaum behandelbare Krankheit, der man aus seiner Sicht aber vorbeugen kann: Das APOE-Gen (Apolipoprotein E-Gen) ist ein menschliches Gen, das die Produktion des Apolipoprotein E-Proteins steuert. Es kann verschiedene Genvarianten haben, interessant ist in diesem Fall die sogenannte »e4-Allele«. Wer sie hat, hat leider ein erhöhtes Risiko, im Laufe seines Lebens an Alzheimer zu erkranken. Diese Eigenschaft ist angeboren, und man kann sie jederzeit testen lassen. Falls die Aberration vorliegt, kann man möglicherweise präventive Maßnahmen ergreifen.

Die häufigste Empfehlung ist dabei »bitte gesund leben und gut ernähren«, aber in Zukunft kann es viel spezifischere Therapien für die jeweiligen Gefahren geben.

Und warum sollte man nicht schon mit 30 etwas für seinen Körper tun? Alzheimer bricht selten vor dem 65. Lebensjahr aus. Aber wer will, kann vorher jahrzehntelang so gesund leben, dass der Ausbruch unwahrscheinlicher wird. Es gibt dazu in den USA den Satz: »Your genes load the gun, but your environment and lifestyle pull the trigger.« Auf gut Deutsch: »Deine Gene laden die Pistole, aber erst dein Umfeld und dein Lebensstil drücken den Abzug.«

Ich bin sicher, auch meinen Patienten mit der geschwollenen Wange und dem Schlaganfall hätte man vor seinem Schicksal bewahren können. Idealerweise hätte man damit schon vor Jahren anfangen sollen. In Deutschland sterben jährlich knapp eine Million Menschen. Neben dem Schlaganfall sind Krebs und Herzkrankheiten die häufigsten Todesursachen. Außerdem sterben viele an Krankheiten des Nervensystems, also den Folgen der Demenz oder ihrer Nebenformen, sowie an Stoffwechselkrankheiten, wie etwa Diabetes und seinen Folgen.

Die meisten dieser Erkrankungen haben etwas gemeinsam: Sie entstehen nicht von heute auf morgen. Sie sind nicht wie eine Infektion, die man gestern noch nicht hatte, die heute aber nun einmal da ist und ab morgen das Leben bestimmen wird. Es mag zwar sein, dass der Herr mit der geschwollenen Wange auf einmal Probleme hatte und gar nicht wusste, wo sie herkommen, wie er sagte. Tatsächlich aber hat sich sein Problem seit Jahren aufgebaut. (Man möge sich erinnern: Er hatte schon einmal einen Schlaganfall.) Die physiologische Ursache für den Infarkt und Schlaganfall ist in den meisten Fällen eine Behinderung des Blutflusses in den Koronararterien durch ein Blutgerinnsel, das sich zum Beispiel infolge einer atherosklerotischen Plaque entwickelt. Das kann unter anderem die Problematik sein, die im Volksmund »Verkalkung« genannt wird. Aber wie immer in der Medizin ist das Phänomen komplexer.

Es gibt unterschiedliche Ursachen für Herzinfarkte, und grobe Verallgemeinerungen sind nicht sinnvoll, wie meistens in der Medizin. Eines gilt in jedem Fall: Verstopft eine Arterie, kann es zum Infarkt kommen. Viele lebensweltliche Risikofaktoren für die kardiovaskuläre Herzkrankheit sind bekannt: zu wenig Bewegung, Alkoholkonsum, zu hohes Körpergewicht, Rauchen, Bluthochdruck, Stress und eine einseitige Ernährung. Einige dieser Faktoren sind nicht für alle Personen vermeidbar. Aber viele sind für sehr viele Menschen vermeidbar. Und viele Probleme bauen sich über Jahre oder sogar Jahrzehnte auf. Aber meistens sagt das niemand den Menschen in dieser Deutlichkeit, wenn man von den üblichen vagen Ermahnungen absieht, man möge gesund leben. Damit kann aus meiner Sicht im Alltag niemand viel anfangen. Wir müssen die Prävention ganz neu denken, damit sie wirkt.

Bisher ist unsere Medizin primär auf das Reparieren von akuten Schäden eingestellt. Kommt jemand mit Fieber und Husten zu mir, dann lasse ich ein Röntgenbild anfertigen, nehme Blut ab, untersuche die Person und lasse eine Sputum-Probe nehmen. Wenn es eine einfache Lungenentzündung ist, geht der Patient mit Antibiotika nach Hause. Fertig. So etwas können wir, darin sind wir sehr effektiv.

Das Zeitalter der chronischen Krankheiten

Nur leider funktioniert es für viele Krankheiten überhaupt nicht. Der bereits erwähnte Peter Attia spricht sogar von einem »Zeitalter der chronischen Krankheiten«, auf das unsere bisherige Medizin überhaupt nicht eingestellt sei – und deswegen müssen wir komplett umdenken.

Attia ist für seine Forschung und seinen Podcast zu Themen wie Stoffwechsel-Gesundheit, Diabetes, Übergewicht, Langlebigkeit und Leistungssteigerung bekannt. Er ist sehr präsent in den sozialen Medien, spricht viel über Gesundheitsthemen und stand mit seinem jüngsten Buch auf Platz eins der Bestseller-Listen der USA. Attia spricht von den »vier apokalyptischen Reitern« der aktuellen Medizin: Krebs, die koronaren Herzkrankheiten, Diabetes und Demenz. Alle vier sind Krankheiten, die sich langsam aufbauen. Krankheiten, die womöglich bei der Mehrheit von uns die Todesursache sein werden. Und nicht nur das, diese Leiden können die letzten Lebensjahre von einer wohlverdienten Pension in eine komplizierte Hölle verwandeln. Wir sollten uns deshalb mehr als alles andere um die Früherkennung dieser »vier Reiter« kümmern, individuell, aber auch im System.

Allerdings ist das System darauf nicht ausgerichtet. Im Berufsalltag eines Arztes gibt es schlicht keine Zeit dafür, und wer sich zusätzliche Mühe macht und mehr prüft als notwendig, fällt eventuell sogar unangenehm auf, gerade bei der Krankenkasse.

Natürlich gibt es Prävention, auch in Deutschland. Sie geht nur nicht weit genug oder erreicht ihre Ziele nicht recht. Ein Beispiel: Alle großen Krankenkassen fördern es, wenn man sich um seine Gesundheit kümmert – auch bevor eine Krankheit überhaupt eintritt. Der alte Vorwurf, dass unsere westliche Medizin immer nur Symptome bekämpfe und immer zu spät komme, nämlich dann, wenn eine Krankheit schon voll ausgebrochen sei, stimmt insofern also nicht mehr ganz. Es hat sich schon ein wenig bewegt. Die Krankenkassen haben Bonusprogramme eingerichtet, die viele Arten von Prävention fördern. Darunter sind Vorsorgeuntersuchungen, Impfungen, Sportkurse, Yoga oder Ernährungsberatung. Das Versprechen ist jeweils: Wer etwas tut, das nachweislich die Gesundheit fördert, bekommt dafür eine Belohnung. Aber haben Sie schon einmal versucht, sich bei einem dieser Bonusprogramme anzumelden?

Man muss sich einschreiben, um mitzumachen. Bei denen, die wir getestet haben, ist das nur ein klein wenig komplizierter, als eine Doktorarbeit zu schreiben. Hier ein Beispiel: Zunächst tippt man auf der Seite der Kasse online seine Daten ein – dann kommt der Hinweis, das werde nun »eingepflegt« und »spätestens in drei Arbeitstagen« dürfe man sich ein Passwort geben. Darüber wird man aber nicht extra benachrichtigt. Man muss deshalb immer wieder versuchen, ob man sich anmelden kann. Nach ein paar Tagen klappt es. Dann kommen die Erklärtexte. Sie klingen etwa so: »Wer den Leistungsbonus im Bereich Aktiv wählt, verdoppelt automatisch den Wert der gesammelten Bonuspunkte auf bis zu 200 Euro für eine Smartwatch, Brille und vieles mehr.« (Ein Freund von mir ist Professor für Philosophie, ich habe ihn schon gefragt, ob er den Satz versteht.)

Ist man online drin, muss man noch mal warten, denn dann geht per Post eine Mappe mit sogenannten »Tickets« auf den Weg. Das sind kleine Schnipsel, die an Kinokarten erinnern und die man an bestimmten Orten ausfüllen lassen kann – etwa im Yogastudio oder in einer Praxis für eine ärztliche Vorsorge. Die so ausgefüllten Tickets muss man dann innerhalb von sechs Monaten an die Krankenkasse zurückschicken, damit sie dann wiederum in dem Online-Portal als Punkte verzeichnet werden. Hat man genug gesammelt, kann man sich Prämien schicken lassen, die irgendetwas mit Gesundheit zu tun haben, vom Lichtwecker bis zum Trampolin.

Warum unsere Präventionsprogramme nicht reichen

Wer jetzt zu den geschätzt 98 Prozent der Menschen gehört, die dieses Prozedere vorsintflutlich und hyperkomplizert finden, ist in guter Gesellschaft. Eine Umfrage der Mediengruppe Bayern zeigte 2023: Nur acht bis zwölf Prozent der Versicherten nutzen diese Angebote. Die Krankenkassen halten ihre Analysen zur Wirtschaftlichkeit der Bonusprogramme geheim. Mir kommt es so vor, als wenn sie wenig nützen, aber auch wenig schaden, und insgesamt reichlich halbherzig betrieben werden.

Das sieht man zum Beispiel daran, dass viele Kassen es für Versicherte möglichst kompliziert machen. Für Eltern und ihre Kinder gibt es meistens unterschiedliche Regeln. Einige stellen mitversicherte Partner schlechter als das Hauptmitglied. Familien können gemeinsam Punkte sammeln oder auch jeder für sich. Bei einigen Kassen gibt es unterschiedliche Programmvarianten. Bei anderen kann man hinterher Punkte übertragen, aber nicht in allen Programmen. Manchmal können nur die Eltern ihre Punkte den Kindern geben, aber nicht umgekehrt. Manchmal muss man schon bevor alles losgeht festlegen, ob man hinterher Geld, Sachprämien oder lieber Gutscheine will.

Die Bonusprogramme sind auch ein gutes Beispiel dafür, was bei der Digitalisierung alles schieflaufen kann. Die größte deutsche Krankenkasse, die TK, bietet immerhin auch eine App an, die einen Teil des Prozesses digitalisiert hat. (Die TK war andererseits aber auch die einzige Kasse, die uns jede Auskunft zu den Teilnehmerzahlen an ihrem Bonusprogramm verweigert hat. Diese Weigerung lässt zumindest die Befürchtung zu, dass es etwas zu verbergen gibt und dass das Programm eventuell weder profitabel noch nachweislich erfolgreich ist.)

Außerdem bleibt immer noch die Frage, ob solche Boni für gesundes Verhalten überhaupt der richtige Weg sind. In den USA gibt es schon längst eine intensive und sehr kritische Diskussion über »financial incentives«, also finanzielle Anreize im Gesundheitssystem. Und nichts anderes sind die Bonusprogramme. Studien zu diesem Thema kommen zu uneindeutigen Ergebnissen, der Nutzen solcher

Programme ist und bleibt unsicher. Die Zeitschrift *Harvard Business Review* fällte das Urteil: Anreize und Bonusprogramme verändern das Verhalten gar nicht dauerhaft. Das mag überraschend wirken, aber so sind die Ergebnisse etlicher psychologischer Studien für Männer, Frauen, Kinder und Erwachsene nun einmal ausgefallen. Eine Argumentation dazu lautet: Die Menschen durchschauen, wenn sie manipuliert werden sollen, und sie mögen es nicht. Wir pflegen eine grundsätzliche Abneigung dagegen, dass andere uns sagen, was wir zu tun oder zu lassen haben. Hier ließe sich eigentlich alles wiederholen, was ich zum Thema »evidenzbasierte Medizin« schon gesagt habe: Es lohnt sich immer, einfach erst mal die Forschungslage anzuschauen. Und es ist immer wieder erstaunlich, dass das trotzdem oft nicht getan wird. Seit Jahren ist in der wissenschaftlichen Diskussion die vorherrschende Meinung, dass Bonusprogramme, Belohnungsheftchen und Ähnliches keine guten Mittel sind, um die Leute zu dauerhaften Verhaltensänderungen zu bewegen. Aber niemand scheint diese Forschungsergebnisse wahrzunehmen. Die Bonusprogramme laufen weiter, sind kompliziert und schwer zugänglich. Eigentlich gibt es nur eine Schlussfolgerung aus all dem: Diese Programme gehören abgeschafft. Sie sind sozial ungerecht – allein schon, weil viele der Menschen, die sie am dringendsten bräuchten, mit der umfangreichen Bürokratie nicht klarkommen.

Ich möchte trotzdem nicht pauschal auf den Krankenkassen herumhacken, immerhin probieren sie etwas aus, um Prävention im Gesundheitswesen zu etablieren. Selbst wenn das nur mäßig funktioniert, der Wille ist da. In anderen Bereichen der Gesellschaft nimmt man nicht einmal den wahr.

Auch die Schulen könnten schon die Prinzipien des gesunden Lebens vermitteln, wie ein paar Grundwahrheiten über Ernährung – das scheint auch in den Schulkantinen nicht überall gut umgesetzt.

Die Städte und Gemeinden könnten sich verantwortlich fühlen, Gesundheitsprävention zu fördern, aber auch da hat man nicht das Gefühl, dass das weit oben auf deren Liste steht. Die betriebliche Gesundheitsförderung ist laut eines Dossiers des Gesundheitsministeriums bei »vielen Firmen« schon als eine Aufgabe »erkannt« worden. Warum nicht bei allen? Und warum nicht auch schon umgesetzt? Wird es bei Ihrem Arbeitgeber aktiv gefördert, dass Menschen in der Pause Sport machen oder mit dem Rad kommen und sich umziehen können? Oder, dass sie im Arbeitsalltag auf ihr seelisches Wohlbefinden achten und dazu intern jemanden konsultieren können? Die wenigsten Angestellten könnten das bejahen. Man bekommt das Gefühl, dass die Gesundheitsprävention bei uns nur mit angezogener Handbremse in Gang gekommen ist.

Es gibt eine Behörde, bei der diese Aufgabe liegt oder liegen sollte, die Bundeszentrale für gesundheitliche Aufklärung. Aber wer nimmt die Arbeit dieser Institution schon wahr? Was tut sie? In Großbritannien hat der National Health Service umfangreiche Pläne und Richtlinien für das Krankenhausessen erstellt, die überwacht und überprüft werden. Das wäre eine schöne Aufgabe für die BZgA, die laut ihrer Satzung »Richtlinien und Grundsätze für den Inhalt und die Methoden einer praktischen Gesundheitserziehung« erstellen soll. Sie stellt allerhand Materialien zur Verfügung, aber eine Durchschlagskraft wie die des NHS in Großbritannien hat sie einfach nicht. Wieder einmal wirkt es so, als sei die Prävention in einen Randbereich abgeschoben, damit sie dort halbherzig überleben kann.

So läuft dort etwa seit 2009 eine Kampagne mit dem etwas holprigen Namen »Alkohol? Kenn dein Limit« mit Materialien für Schulen oder andere interessierte Menschen. Wer sein Trinkverhalten zunächst einmal überprüfen will, kann dort ein »Trinktagebuch« führen – auf Papier oder online im Browser mit einem

Log-in. Eine App gibt es nicht. Das ist schwer nachvollziehbar für Menschen, die inzwischen alles per App machen – vom Einkaufs-zettelschreiben über das Beobachten ihres Körpergewichts oder ihres Monatszyklus bis zum Bezahlen im Supermarkt.

Der gesellschaftliche Umgang mit Alkohol ist bekanntlich ein rie-siges Problem, über das wir auch mehr nachdenken sollten. Strikte Verbote oder dämonisierende Kampagnen sind wirkungslos, wie die Geschichte gezeigt hat, und sind einer liberalen Gesellschaft auch nicht würdig. Aber dass so viele Menschen noch an Mythen glauben wie »ein Glas Wein am Tag fördert die Gesundheit« er-staunt mich. Die negativen Wirkungen auch des Alkoholkonsums sind gerade in jüngster Zeit ausführlich untersucht worden. So entstand zum Beispiel die Hypothese, dass regelmäßiger Alkohol-konsum die Aktivität der sogenannten Hypothalamus-Hypophy-sen-Nebennierenrinden-Achse im Gehirn verändere, sodass mehr Cortisol ausgeschüttet wird – auch noch nach dem eigentlichen Alkoholrausch. Cortisol ist ein Stresshormon des Menschen, und dieser Hypothese zufolge könnte Alkoholkonsum also für erhöhten Stress sorgen und zwar dauerhaft und auch tagsüber, selbst wenn man nur am Wochenende abends trinkt. Das wäre ein Effekt des Trinkens, von dem man selten hört, der aber eine gewisse Wirkung auf das allgemeine Wohlbefinden haben könnte. Ein anderer ist, dass Alkohol Studien zufolge für die meisten Menschen die Schlaf-qualität stark senkt. Über solche Zusammenhänge wird zu wenig geredet und aufgeklärt.

Wenn man in Rio, Tel Aviv oder Miami am Strand spazieren geht, sieht man gut ausgestattete öffentliche Fitnessstationen mit ver-schiedenen Geräten, die Benutzung steht allen frei. Oft ist stun-denweise auch ein Physiotherapeut oder Trainer anwesend, den die Trainierenden ansprechen und um Rat bitten können – ebenfalls

kostenlos. Das ist ein niedrigschwelliges Angebot zur Gesundheitsförderung, das über alle Grenzen von Bildung und Status hinweg
funktioniert. Bei uns gab es mal einen ähnlichen Aufbruchsgeist mit
den Trimm-Dich-Pfaden der 1970er-Jahre, nur dass der Schwung
dann irgendwie verloren ging und viele dieser Pfade heute vor sich
hingammeln. Es gibt derzeit ein kleines Comeback mit modernen
öffentlichen Fitnessanlagen, aber bisher sind es viel zu wenig.

Besser online als gar nicht

Dies waren nur ein paar willkürlich gewählte Beispiele, um zu zeigen, dass wir weit entfernt sind von einer modernen, entschlossen
betriebenen Prävention auf dem Stand der aktuellen Forschung. Ein
sinnvolles System, das Prävention fördert, könnte auch so aussehen,
dass man beim Fitnessclub seine Krankenkassenkarte vorlegt, und
der Monat ist automatisch 20 Prozent billiger. Oder dass die Kasse
ein lokales Info-Center unterhält, zu dem man hingeht und sich beraten lässt. Über sinnvolle Ernährung, Mobility Training oder auch
gute Partnerschaft (alles Dinge, die nachweislich das Leben besser
und länger machen können). Oder warum sollte es nicht so sein:
Wenn ich 45 bin und alle Vorsorgeuntersuchungen mache, darf ich
dafür zu dem großen Belastungscheck in der Charité gehen, der
eben keine Kassenleistung ist, 200 Euro kostet und mir eine bessere Perspektive darauf gibt, welches Training mein Körper braucht?
Und wenn ich das Seminar über die Jacobsen-Entspannungs-
methode besucht habe, die bei vielen das Stresslevel kurzfristig effektiv senkt, warum kann die Kasse mir dann nicht auch noch das
Breathwork-Wochenende spendieren? Statt mir ein verbilligtes
Tablet anzubieten, über das ich dann in gebückter Haltung Filme
schaue? Das sind alles ebenfalls nur ein paar spontane Vorschläge,
die zeigen sollen, dass wir endlich das Thema Prävention endlich
wirklich ernst nehmen und dass es viele pragmatische Ansätze gäbe.

Vielleicht wäre eine digitale Lösung noch demokratischer, denn sie wäre viel leichter und für viel mehr Leute zugänglich. Zum Beispiel ein Kurs, der über wirklich gesundheitsförderndes Verhalten aufklärt und dabei hilft, die guten Tipps von den vielen Mythen zu diesem Thema zu unterscheiden. Im englischsprachigen Raum gibt es solche Angebote inzwischen – ansprechend aufbereitet, gut gefilmt und auf dem aktuellen Stand der Forschung. Der bereits erwähnte Peter Attia verkauft einen solchen Kurs auf seiner Seite. Der beliebte Arzt Rangan Chatterjee bietet auf »BBC Maestro« ein Online-Seminar über gesundes Leben an, und auf der E-Learning-Plattform Udemy ist »Healthy living« ein ganzer Bereich.

Das sind nur drei Beispiele von vielen. Warum sollte man nicht kosteneffizient Kurse mit erstklassigen Expertinnen und Lehrern auch in Deutschland verfügbar machen? Wer am Ende einen Test besteht, gern auch einen anspruchsvollen Test (vielleicht vergleichbar mit der Führerscheinprüfung), bekommt einen Rabatt auf das Premium-Angebot seiner Versicherung. Selbst wenn das nur 0,5 Prozent wären, würde es über zehn Jahre hinweg viel ausmachen und eine frühe Auseinandersetzung mit dem eigenen Lebensstil unterstützen. Man könnte eine Re-Testung alle fünf Jahre einfordern.

Manchmal heißt es ja noch, »nur offline holt man alle Leute ab«, aber da gebe ich zu bedenken: Die meisten Menschen schaffen es, ihr Abo bei Netflix abzuschließen, bei Amazon zu bestellen oder die Filmchen von Pornhub anzuschauen. Man könnte diese Leute also auch genauso mit einem digitalen Gesundheitsangebot erreichen. Allein schon, weil man die Top-Kräfte unter den Trainerinnen oder Beratern, die wirklich wissenschaftlich und didaktisch geschult sind, nicht in jede ländliche Region bekommen wird. Ich bin sicher: Solche Angebote würden dankend angenommen, können wirklich spannend sein und sehr vielen Menschen nützen.

Wie es heute läuft: Der Keks und die Diabetikerin

Ich möchte noch von einem anderen Fall erzählen: Ich hatte mal eine Patientin auf meiner Station, die Diabetes hatte. Gleich am ersten Tag erschien jemand bei ihr und fragte:»Was möchten Sie essen? Es gibt auch ein Diabetiker-Menü!« Das war eine gute Nachricht. Nur leider folgten keine Taten. Am nächsten Tag rief die Patientin mich zu sich und zeigte entgeistert auf ihren Teller: Ein Germknödel mit Vanillesoße lag da drauf. Ich finde es eigentlich dreist, dass es so ein Essen überhaupt im Krankenhaus gibt – es ist nährstoffarm, überzuckert, schwer verdaulich und enthält fast nur Kohlenhydrate. Aber für eine Diabetikerin ist es sogar richtig gefährlich. Die Patientin wusste das natürlich und fragte mich:»Was ist denn bei euch los?« Ich schämte mich für die schwache Leistung meines Krankenhauses und rief später in der Kantine an, um mich zu beschweren. Am nächsten Morgen rief die Patientin mich wieder zu sich. Sie strahlte.»Schauen Sie mal, Herr Jungmann«, sagte sie. »Ich habe das richtige Essen bekommen. Und sogar eine kleine Entschuldigung dazu!« Am Rand des Tabletts lag ein kleines Kärtchen mit ein paar Worten und daneben: ein großer, runder Schokokeks.

Anderswo ist festgelegt, was die Ernährung im Krankenhaus leisten muss. Beim National Health Service in Großbritannien gibt es ausführliche Richtlinien zu »Food in Hospitals«, darin ist der Auftrag, eine gesunde Ernährung zu fördern – auch für Besucher und das Personal –, genau festgelegt. Das Londoner Gesundheitsministerium lässt die Qualität des Krankenhausessens unabhängig prüfen und veröffentlicht die Ergebnisse. Die Leitungen der deutschen Kliniken müssten das alles einfach nur lesen und nachahmen.

Um noch einmal ein wenig Fachsprache zu bemühen, könnte man es auch so ausdrücken: Wir sollten uns von reaktiv zu proaktiv umstellen. Von rein kurativ zu präventiv.

Selbstverständlich ist es großartig, dass unser modernes Medizinsystem Krankheiten, Verletzungen und Leiden kurativ behandelt. Nur ein Verrückter würde das grundsätzlich kritisieren. Es soll so bleiben und macht unser aller Leben viel besser als das von früheren Generationen. Das ist aber kein Grund, die Prävention so stiefmütterlich zu behandeln wie heute in Deutschland üblich. »Reaktiv« heißt, wir reagieren nur. Das ist das System, wie man es kennt. Ich habe etwas, also begebe ich mich in Behandlung. So soll es sein, aber es soll nicht alles sein. »Proaktiv« hieße mehr. Es ist der alte Traum davon, dass wir auch schon die Gesunden behandeln, damit sie gesund bleiben. Aus der ärztlichen Sicht möchte ich es so sagen: Wir müssen merken, was die Leute brauchen, bevor die es selbst merken.

Dazu müssen wir evidenzbasiert arbeiten und die Ergebnisse der Forschung ernst nehmen. Wir müssen die oben erwähnte Quartärprävention endlich auch in Deutschland in größerem Umfang beachten, sie sollte Teil des Studiums und auch der medizinischen Weiterbildungen und Fortbildungen sein, damit wir möglichst wenig Therapieschaden anrichten. (Ich weiß von mindestens einer Ärztekammer, in deren offiziellem Präventionskurs das Thema noch nicht einmal vorkommt.)

Wenn es darum geht, was alles möglich ist, erzähle ich immer die Anekdote von meinem Freund Anant. Er ist Forscher in Oxford. Anants Mutter bekam vor einigen Jahren eine Diabetesdiagnose und sofort einige Medikamente dazu. Als er davon hörte, bat er sie, die Tabletten erst einmal nicht zu nehmen, und empfahl ihr stattdessen einen gesunden Ernährungs- und Bewegungsplan. Anants Mutter war ein halbes Jahr später beschwerdefrei, der Diabetes nicht mehr nachweisbar.

Das war keine rätselhafte Wunderheilung. Die ganz aktuelle Forschung geht tatsächlich davon aus, dass der Diabetes Typ 2 durch einen gesunden Lebensstil aufgehalten und sogar zurückgebildet werden kann. Harvard-Forscher verordneten Diabetes-2-Risikopatienten einen Ernährungsplan, einen Sportkurs und regelmäßige Treffen mit einem Gesundheitscoach, und verhinderten so bei 58 Prozent der Leute den Ausbruch des Diabetes. Medikamente halfen auch, aber deutlich schlechter, nämlich nur bei 31 Prozent der Untersuchungsgruppe. Auch die britische Organisation Diabetes UK berichtet dies. Sie vermeidet zwar das Wort »Diabetesumkehr« (Reversal), weil es auch beim präventiven Behandlungserfolg keine Garantie dafür gebe, dass Diabetes für immer verschwunden ist. Aber es gebe die Möglichkeit einer »Remission«. Es gelingt nicht bei allen, was Anants Mutter geschafft hat. Aber einen Versuch ist es bei vielen wert. Doch bevor man so etwas versuchen kann, muss man erst einmal darauf kommen, dass konsequente Prävention viel bewirkt.

DIE ÄRZTE MÜSSEN SICH ÄNDERN – UND DIE PATIENTEN AUCH. ÜBER VERANTWORTUNG, SELBSTHEILUNGSKRÄFTE, EMPATHIE UND PLACEBOS

Manche glauben, KI und Digitalisierung bringen bald medizinische Wunderlösungen. Das mag sein, ist aber die falsche Haltung. Stattdessen wird die Verantwortung für den eigenen Körper noch wichtiger. Denn nur dann sind die technischen Fortschritte auch eine Ermächtigung für Patientinnen und Patienten.

Der Körper ist wie ein Auto. (Behaupten wir das einfach mal für einen Moment, weil es hier gut passt.) Er ist ein großartiges, schönes und leistungsstarkes Auto. Eigentlich fantastisch. Aber da ist noch ein kleines Problem: Wie wird es denn gefahren? Als ich noch an der Klinik war, schien es manchmal so, als hätte man einem schlechten Autofahrer, der nie das Öl wechselt und nie die Motorhaube öffnet, einen tollen Ferrari Gran Turismo GTI gegeben. Und er fährt damit nur langsam zum Bäcker, setzt das Auto trotzdem gegen die Wand und steht am Ende ratlos in der Werkstatt. Der Unternehmer Warren Buffett hat einmal eine ähnliche Analogie gebraucht, als er vor Jugendlichen an einer Highschool über seine Lebensweisheiten sprach. Er sagte: Ihr bekommt alle das Traumauto, das ihr wollt. Geschenkt! Es gibt aber einen Haken: Es wird euer einziges Auto sein, das ganze Leben lang. Genau so sollte man sich seinen Körper und Geist vorstellen: als ein Geschenk, das man pflegen muss.

Sie finden das Bild mit dem Auto übertrieben? Ich nicht. Mechaniker sind auch oft entsetzt, in welchem Zustand die Kundschaft ihre Autos vorbeibringt und wie lange manche noch mit abgenutzten Bremsbelägen fahren. Das weiß ich von einem Bekannten, der lange eine Werkstatt in Berlin-Kreuzberg hatte. Er hat inzwischen den Beruf gewechselt.

Und ich selbst habe oft die Welt nicht mehr verstanden, wenn ich Sprechstunde hatte. Regelmäßig läuft eine Konsultation beim Arzt so ab: Die Leute kommen rein, haben ein Problem, und der Doktor soll bitte alles richten. Am besten einfach rein mit dem Medikament und gut ist's. Viele suchen nicht nach den Ursachen für ihre Symptome. Sie wollen einfach nur etwas bekommen, das schnell dagegen hilft. Wir Menschen haben heute zwei Probleme mit unserem Körper. Erstens fühlen sich viele Menschen nicht für ihren eigenen Körper verantwortlich. Und zweitens wissen viele auch gar nicht, was der Körper alles ganz allein leisten kann.

Sind wir gleichgültig, ängstlich oder überinformiert?

Dabei können wir alle im Krankheitsfall viel mehr aktiv für unsere Genesung tun, als wir glauben. Dazu müssen wir allerdings unsere Passivität abschütteln. Meine Erfahrung sagt, dass da noch viel zu tun ist. Wenn ich auf Visite ging oder in der Notaufnahme Leute empfing, hatte ich den Eindruck, dass viele ein Denken mitbringen, dessen Kernsatz in etwa lautet: »Mach mich gesund, das ist dein Job, lieber Arzt.« Insgeheim denken diese Menschen: »Ich habe mit meiner Krankheit nichts zu tun, kann nichts dafür und will mich damit nicht beschäftigen und nichts aktiv tun. Schließlich zahle ich ja schon so lange in die Krankenkasse ein!«

Ich hatte mal einen Patienten, der an COPD litt, einer chronisch obstruktiven Lungenerkrankung, bei der die Atemwege dauerhaft verengt sind. Im fortgeschrittenen Stadium bekommen COPD-Patienten schlecht Luft und müssen fast ständig husten. Die Krankheit gehört leider auch zu den häufigsten Todesursachen. Mein Patient hatte eine akute Verschlechterung durchgemacht und wurde fast zwei Wochen lang stationär behandelt. Als er das Krankenhaus verließ, zündete er sich als Erstes draußen eine Zigarette an. Es kam sofort wieder zu einer akuten Verschlechterung, und er wurde direkt wieder stationär aufgenommen. Das war sicher ein Extremfall. Aber diese Einstellung, bei der die Verantwortung für die Genesung und die Mitwirkung daran erschreckend unterentwickelt sind, sieht man am Krankenhaus leider oft.

Wir haben oft das Gefühl, dass es eine Handvoll verschiedener Patiententypen gibt. Nicht nur, weil die Leute »eben so sind«, sondern auch, weil das System nur eine Handvoll unterschiedliche Haltungen ermöglicht. Die meisten von ihnen haben ein Problem mit der Eigeninitiative. Dabei sind Verantwortung und Initiative das, was den Menschen in Zukunft immer mehr helfen wird. Es gibt zum Beispiel den ängstlichen Typ. Der möchte alles bis ins kleinste Detail verstehen und ist misstrauisch, ob die Behandlung denn auch wirklich in seinem Interesse ist. Diese Menschen googeln sehr viel – daran ist zunächst einmal nichts falsch, aber dadurch kann auch viel Verwirrung entstehen, wenn man argwöhnisch immer weiter sucht und den falschen Quellen glaubt. Gern unterstellen die Ängstlichen uns Ärzten auch, dass wir von der Pharmaindustrie gekauft seien und dass wir ja nur versuchen, möglichst viel an ihrer Krankheit zu verdienen. Der Ängstliche informiert sich eigentlich gar nicht mit offenem Blick, sondern sucht Punkte, die sein Misstrauen erhärten. Seiner Genesung hilft das nicht.

Am anderen Ende der Skala gibt es einen Typ, den ich den »Hardcore-Selbstoptimierer« nennen möchte. Von diesen Patienten höre ich Dinge wie: »Ich habe gelesen, dass dieses neue Medikament XY die Mitochondrien anregt, und dann gibt es im Körper diesen-und-jenen positiven Effekt, aber leider auch noch eine Nebenwirkung, nämlich… Kannst du mir das bitte trotzdem verschreiben? Und ich hätte gerne noch diesen seltenen Gentest, weil man damit erkennen kann, ob…« Oder auch: »Ich hätte gern ein Ganzkörper-PET-CT als Krebs-Screening bitte.« (Was übrigens medizinisch überhaupt nicht sinnvoll ist.) Auch dieser Typ versteigt sich in Unsinn.

Ich hatte Leute in Behandlung, die mir schon zum ersten Besuch etliche Laborwerte mitbrachten, auch völlig unnötige. Einmal hatte ein Heilpraktiker für eine Patientin alle nur erdenklichen Tests angeordnet, fast 100 Stück, ohne jegliche medizinische Ratio. Eigentlich muss man jeden Test durch eine Einschätzung der Wahrscheinlichkeit rechtfertigen. Das ist wichtig, weil kein Test zu 100 Prozent zuverlässig ist, und wenn man wahllos sehr viele Tests durchführt, kommt auch das Problem der falsch-positiven oder falsch-negativen Ergebnisse zum Tragen. Wir sprechen hierbei von »sensitiv« oder »spezifisch«: Ein Test, der eine erkrankte Person sehr zuverlässig als solche erkennt (»positiv«), hat eine hohe Sensitivität. Ein Test, der gesunde Personen zuverlässig als gesund einstuft, hat eine hohe Spezifität. Beides ist meist nicht absolut gegeben.

Bei den Extrem-Testern unter den Patienten vermute ich mitunter eine Angststörung, ein zwanghaft übersteigertes Bedürfnis nach Sicherheit. Solche Menschen werden leicht zu Opfern einer regelrechten Diagnostik-Industrie, die viel Geld mit diesen Ängsten verdient.

Was auf der Patientenseite falsch läuft, hat auf der anderen Seite sein Spiegelbild. Denn solche Haltungen sind auch eine Antwort auf einen früher weitverbreiteten Arzttyp: den überlegenen Doktor mit autoritärer, paternalistischer Haltung. Eigentlich ist dieser Typ längst überholt, aber hier und da gibt es ihn noch, besonders unter männlichen Kollegen. (Allerdings nicht nur bei denen. Auch unter den Ärztinnen gibt es Betonköpfe.) »Der Patient ist non-compliant« ist ein etwas herablassender Spruch über die Kranken, den ich von solchen Kollegen manchmal gehört habe. Das heißt ja eigentlich: »Er gehorcht nicht, macht nicht mit, verhält sich nicht regelkonform.« Das klingt so, als seien die Kranken das Problem. Zum Beispiel: Ich habe jemandem Tabletten verschrieben, die Person nimmt sie aber einfach nicht.

Doch es gibt noch eine andere, viel passendere Sicht. Man könnte nämlich über die Menschen in solchen Fällen auch sagen: »Der Patient ist nicht-konkordant.« In vielen Ländern wird auch schon ausdrücklich gefordert, es so auszudrücken, zum Beispiel in Großbritannien. Es bedeutet so viel wie: »Er oder sie geht nicht mit. Wir sind uns nicht einig. Der Patient hat nicht dasselbe Verständnis wie ich davon, wie die Therapie ablaufen sollte.« Das kann daran liegen, dass jemand die Dringlichkeit anders einschätzt. Oder Bedenken hat. Oder es Nebenwirkungen gibt. Oder jemand es in seinem Alltag einfach nicht schafft, sich immer an die vorgeschriebene Therapie zu halten. Vielleicht ist das, was da verordnet wurde, einfach nicht die beste Therapie für diese individuelle Person.

Eine neue Haltung für eine neue Ärzteschaft

Das ernst zu nehmen, wäre eine bessere Grundhaltung. Wenn wir das Medizinsystem endlich erneuern wollen (und das müssen wir), dann müssen beide Seiten lernen. Die Ärzteschaft muss endlich die paternalistische Haltung aufgeben, wo es sie immer noch gibt. Die Patienten sollten sich dafür ihrerseits auch mehr bemühen, Zusammenhänge zu verstehen, an der Therapie mitzuwirken und sich als aktiven Teil des Prozesses zu fühlen. Das neue, bessere Medizinsystem wird die Patienten dabei unterstützen, damit sie sich trauen, ihre über Jahre und Jahrzehnte erlernte Passivität aufzugeben. Das bedeutet auch, dass die Menschen mehr Verantwortung bekommen. In der Start-up-Szene, wo die neue Medizin erdacht und erarbeitet wird, hört man derzeit oft das Wort »Patienten-Empowerment«. Damit ist gemeint, die Stellung der Patienten durch mehr Information und mehr Mitwirkung zu verbessern.

Aber, wie Uncle Ben einmal zu Spider-Man sagt: »With great power there must also come great responsibility.« Ermächtigung heißt deshalb auch, dass die Menschen sich nicht nur blind ausliefern und alles mit sich machen lassen, sondern konstruktiv mitwirken. Gesund leben, die eigenen Heilkräfte in den Blick nehmen und die Behandlung als konstruktive Teamarbeit ansehen, zu der die Ärzteschaft ihren Beitrag leistet – nicht mehr und nicht weniger. Zur erfolgreichen Erneuerung der Medizin gehört daher auch, den Menschen zu zeigen, wie viel Verantwortung sie für sich selbst tragen. Diesen Geist hat unser System bisher nicht befördert. Kein Wunder, denn es lässt Leute warten, fertigt sie dann schnell ab und nimmt sie oft individuell nicht ernst. So ist bei vielen Menschen eine sehr passive Haltung entstanden. Kann man es ihnen übel nehmen? Einerseits nicht, denn wir haben jahrzehntelang die Menschen kaum dabei unterstützt, die eigene Gesundheit selbst in die Hand zu nehmen. Andererseits interessieren viele Leute sich erstaunlicherweise kaum für ihre Diagnosen und Therapien und wollen gar nicht informiert werden. Selbst wenn jemandem ein größerer Eingriff bevorstand und ich darüber informieren wollte, habe ich manchmal gehört: »Ich unterschreibe alles, machen Sie nur, Herr Doktor.«

Das Gefühl, allgemein etwas bewirken zu können, in der Psychologie »Selbstwirksamkeit« oder auf Englisch »efficacy« genannt, ist nicht überall in unserer Gesellschaft auf hohem Niveau. Jetzt ist die Zeit, um das zu ändern – sei es an Schulen, mit Programmen bei den Krankenkassen, im Fernsehen und auf Youtube.

Ich möchte den Menschen die Botschaft nahebringen: »Du selbst bist der wichtigste Teil des Ärzteteams!« Natürlich möchte ich unsere Rolle nicht kleinreden, und wir studieren nicht ohne Grund so viele Jahre, bevor wir in die Praxis dürfen. Aber für die gängigsten Krankheiten gilt: »Sei dein eigener Arzt! Nimm es in die Hand, finde heraus, was du hast, woher es kommt, was an deinem Leben es verursacht hat.« Denn das bringt oftmals die beste Form der Heilung.

Zwar kommt bei vielen Menschen auch einmal der Moment, wo sie einen Ultraschall brauchen, zum MRT oder zur CT müssen oder vielleicht ein Antibiotikum brauchen, und dann muss jemand mit viel Facherfahrung ran. Aber selbst dann gilt: Wer sich als Patient nicht nur zurücklehnt, sondern aktiv mitdenkt, wird schneller genesen.

Auf Platz eins im Ranking der Gründe, warum Menschen in Deutschland sich krankschreiben lassen, stehen Probleme mit dem muskuloskelettalen System, also mit der Gesamtheit der Skelettmuskulatur und der zugehörigen Elemente, die zur Bewegung eines

Muskels auf makroskopischer Ebene führen. Oft sind das Rückenschmerzen, verursacht durch eine sitzende Tätigkeit im Beruf und Freizeit ohne viel Bewegung. Das macht mit 23,2 Prozent fast ein Viertel der Krankschreibungen aus. Dann kommen Verletzungen mit 12,4 Prozent und Atemwegsbeschwerden – meist Erkältungen – mit 10,1 Prozent. Die Statistik führt auch rätselhafte Dinge wie »unspezifische Symptome« und »Sonstiges« auf, aber wir können davon ausgehen, dass mindestens die Hälfte der Fehltage aufgrund der oben genannten »einfachen Erkrankungen« anfällt. Und die Deutschen in Lohn und Brot waren im Jahr 2023 etwa 20 Tage pro Nase krankgemeldet. Fast zehn Prozent der gesamten Arbeitszeit fallen damit wegen Krankheit aus. Und zwar zu einem wesentlichen Anteil aufgrund von Leiden, für deren Behandlung man keine Hightech braucht und keine ungewöhnlichen Medikamente.

Das ist genau der Punkt, an dem es sich lohnt, etwas wiederzuentdecken: die unglaubliche Fähigkeit unseres Körpers, sich selbst zu regulieren und auch zu reparieren. Der menschliche Körper ist eine Chemiefabrik. Er produziert eine Magensäure, die sich mit ihrem pH-Wert von 1,5 bis 2,0 durch eine Zinkplatte fressen könnte. Und trotzdem schadet sie den drum herum liegenden Organen nicht, weil sie perfekt abgeschirmt ist und nur genau das tut, was sie soll. Oder: Wenn wir einen Unfall erleiden oder sonst wie in einen Schockzustand geraten, kann unser Gehirn Morphin sowie Dimethyltryptamin (DMT) produzieren – beides Substanzen, die als harte Drogen gelten und verboten sind. Sie wirken aber unter anderem auch als starke Schmerzmittel – und dies kann unser Körper selbst produzieren, wenn er es braucht. Das sind nur zwei Beispiele unter vielen. In jeder Sekunde geschehen im Körper unglaubliche Dinge, und es werden wundersame Substanzen synthetisiert, je nach Bedarf. Diese Kräfte des Organismus kann und sollte man sich zunutze machen.

Einige Irrtümer über Placebos

Der »Placebo-Effekt« wird meistens missverstanden und unterschätzt. Im Medizinstudium jedenfalls kommt er kaum vor. Placebos lernen wir nur kennen, wenn es um die sogenannte »Kontrollgruppe« bei Forschungsstudien geht. Solche Untersuchungen laufen ungefähr so ab: Eine Hälfte der Probanden bekommt das echte Medikament, beispielsweise eine neue Substanz, die getestet werden soll. Die andere Hälfte bekommt etwas, das genauso aussieht wie das echte Medikament, aber gar keinen Wirkstoff enthält – eben das Placebo. Diese beiden Gruppen werden später verglichen, und wenn es der, die die echte Medizin bekommen hat, wirklich besser geht als der anderen Gruppe, spricht das für die Wirksamkeit des Medikaments. (Das ist eine sehr verkürzte Darstellung der medizinischen Forschung, aber im Kern geht es genau darum.)

Wenn wir in Deutschland über Placebos reden, denken wir schnell an Quacksalber und Esoteriker, an Bach-Blüten oder pulverisierte Lava aus dem Himalaya. Und die meisten von uns denken auch: Wer der Wissenschaft und Wahrheit verpflichtet ist, nimmt nur echte, erwiesenermaßen wirksame Medizin. Doch diese beiden Welten stehen überhaupt nicht so scharf im Widerspruch zueinander, wie es scheint. Einerseits ist Pharma natürlich in erster Linie ein großer Segen. Wir vergessen manchmal, welche Routine-Wunder die Arzneimittelforschung uns geschenkt hat. Vor 50 Jahren war es noch nicht möglich, einen Herzinfarkt gezielt zu behandeln. Von Herzkrankheiten bis HIV haben wir heute viele Leiden im Griff, die in früheren Zeiten tödlich waren. Wir haben diese Krankheiten unter Kontrolle, weil es ein passendes Medikament gibt.

Andererseits ist das Placebo aber auch eine »echte« Medizin. Das ist vielfach wissenschaftlich untermauert worden. Es stimmt nämlich nicht, dass ein Medikament ohne Wirkstoff nicht wirkt. Als gegen Ende des Zweiten Weltkriegs bei den Amerikanern das Morphin ausging, spritzten einige Krankenschwestern ihren Verletzten im Lazarett kurzerhand eine schlichte Salzlösung. Sie sagten ihnen aber, dass sie gleich sehr müde werden und der Körper sich taub anfühlen werde. Und genau das soll dann auch tatsächlich passiert sein, einige Soldaten fühlten keinen Schmerz mehr. Natürlich war das keine moderne, kontrollierte Studie, und die ungewöhnliche Praxis aus dem Frontlazarett ist nach meiner Kenntnis nicht überprüft worden. In Friedenszeiten lässt sich eben kaum jemand gern ohne Betäubung operieren.

Die Geschichte aus dem Lazarett ist trotzdem relevant, denn mit ihr war eine Idee in der Welt: Der Glaube versetzt Berge – auch in der medizinischen Behandlung. Der Arzt Henry Knowles Beecher berichtete von der damals sehr überraschenden Praxis und will diese Methode später selbst verwendet haben. Als er nach Kriegsende in die USA zurückkam, war er von der Macht der Placebos überzeugt. Beecher führte 1955 eine Meta-Studie über Placebos durch, das heißt, er analysierte 15 große Placebo-Studien anderer Forscher und sah sich die Details genau an. Sein Fazit: Einem Drittel der Testpersonen, die Placebos als Behandlung für was auch immer bekommen hatten, ging es hinterher wirklich besser – obwohl das aus damaliger medizinischer Sicht eigentlich nicht sein durfte. Später bestätigte sich dieser Effekt immer wieder. Es gibt eine Studie, in der Sportlern gesagt wurde, dass sie anabole Steroide einnehmen, obwohl das gar nicht der Fall war. Trotzdem hatte diese Gruppe am Ende des Untersuchungszeitraums ein signifikant höheres Muskelwachstum zu verzeichnen. Zu Placebos ließe sich ein ganzes Buch mit aufregenden Informationen füllen. (Und andere haben das auch schon getan, etwa der Kölner Medienwissenschaftler Martin Andree mit seinem fast 500-seitigen Werk *Placebo-Effekte*.)

Es ist kaum nachvollziehbar, dass die Kraft der Placebos trotzdem fast nie bewusst genutzt wird.

Placebos sind dabei nicht nur weiße Tabletten ohne echten Inhaltsstoff. Es gibt sogar Placebo-Operationen. Doch, wirklich. Dabei wird betäubt, dann ein Schnitt vorgenommen, zum Beispiel am Knie, alles ist wie bei einer Standard-Knieoperation, nur dass dann im Knie überhaupt nichts gemacht wird. Das Ärzteteam vernäht den Schnitt einfach umgehend wieder. Die Patienten wissen dabei vorher natürlich Bescheid, dass sie eine 50-prozentige Chance haben, in der Placebo-OP-Gruppe zu landen, und sind damit einverstanden. Es gibt bereits einige Forschung dazu mit erstaunlichen Ergebnissen. Bei einer Meta-Studie, die 53 Einzelstudien zu Placebo-Operationen verglich, kam heraus: In 39 der Studien ging es den Menschen mit den Fake-Operationen hinterher signifikant besser, und 27 Studien kamen zu dem Schluss, dass die Pseudo-Eingriffe genauso gut wirken wie die parallel durchgeführten echten Eingriffe. Die US-amerikanische Sportlerin und Wissenschaftsjournalistin Christie Aschwanden vertritt die Meinung, dass im Bereich der minimalinvasiven Meniskus-Operationen der Placebo-Eingriff dem herkömmlichen sogar überlegen ist.

Tatsächlich sind viele Standard-Operationen eigentlich gar nicht durch Studien abgesichert. Das heißt: Die Wirksamkeit mancher Eingriffe, die täglich ausgeführt werden, ist überhaupt nicht statistisch sauber an einer großen, randomisierten Gruppe getestet worden. In einer solchen Studie müsste man die Mitglieder der Untersuchungsgruppe einer gängigen Operation unterziehen. Und parallel müsste bei einer Kontrollgruppe eine Placebo-Operation durchgeführt werden. Die Studie wäre dabei nur aussagekräftig, wenn die Probanden nicht wissen, zu welcher Gruppe sie gehören. Dazu ist allerdings kaum jemand bereit (das berichtete das Fachmagazin *Annals of Surgery* Ende 2021). Den meisten ist die Teilnahme zu riskant, oder sie haben ethische Bedenken. Dabei gilt es als erwiesen, dass Placebo-Operationen wirken. Bei Schulterschmerzen, die durch einen Knochensporn verursacht werden, waren Fake-Operationen in einer Studie genauso erfolgreich wie herkömmliche (und beide besser als keine Operation).

Aber wir sollten hier nie vergessen: Die meisten Standard-Operationen sind wichtig und wirksam, können Leben retten oder die Lebensqualität der Patienten erheblich verbessern. Bei vielen ist der Nutzen evident, und es ergäbe keinen Sinn, dazu Placebo-Studien zu machen. Oder es wäre sogar gefährlicher Unfug. So würde niemand eine Placebo-Operation bei einer Blinddarmentzündung versuchen.

Es gibt nur einige bestimmte Leiden, bei denen die Placebo-OP infrage kommt. Das aber sind Probleme, mit denen sich viele Menschen heute plagen: Gelenkprobleme und andere Schmerzen des Bewegungsapparates. Es gibt wirklich überraschende nicht-medikamentöse Behandlungen, die in diesen Fällen wirksam sein können. Der kanadische Epidemiologe Jeremy Howick berichtet von einer Studie mit 1500 Menschen, die zu dem Ergebnis kam: Zuspruch und positive Worte sind gegen leichte Schmerzen oft genauso wirksam wie Aspirin. Aber lange nicht so belastend für den Magen. Das sogenannte »Positive Denken« hat ebenfalls eine nachgewiesene günstige Wirkung auf die Gesundheit.

Hier kommt uns aber wieder das Problem dazwischen, von dem ich leider immer wieder rede: Stress, Zeitmangel, Papierkram. Da die Ärztinnen und Ärzte in Deutschland so extrem mit Bürokratie überlastet sind, können sie sich oftmals nicht die Zeit für solche Behandlungsformen nehmen, auch wenn sie es gerne wollen. Und Dinge wie ein gutes, einfühlsames Gespräch mit dem Patienten sind zwar in den Richtlinien vorgesehen, fallen aber im Alltag oft als Erstes unter den Tisch. Man muss schon Glück haben, in einer Klinik zu lernen, wo es sehr empathische und kommunikativ gut geschulte Ärzte gibt, die das dem Nachwuchs auch weitergeben. Wer dieses Glück hatte (wie ich), wird das immer ernst nehmen, weil man sofort fühlt, wie viel sich dadurch verbessert – für alle. Auch an den Unis gibt es hier und da Kurse über eine gute Arzt-Patienten-Kommunikation. Viele haben erkannt, wie wichtig das Thema ist. Aber gute Kommunikation ist eine Kunst und – das weiß jeder aus seiner Beziehung – sie läuft schnell schief. Das gilt ganz besonders, wenn man unter Stress steht. Und im derzeitigen Krankenhaussystem stehen die meisten fast immer unter Stress.

Leider hat der bereits erwähnte Jeremy Howick auch noch etwas herausgefunden, das besonders für uns Deutsche traurig ist: Er hat über Empathie geforscht, also die Fähigkeit, sich in andere einzufühlen, in diesem Fall die Patienten. Seine Ergebnisse: Erstens sind Männer darin im Durchschnitt schlechter als Frauen. Und zweitens sind Deutsche darin im Durchschnitt schlechter als andere. Australien, USA, Großbritannien – alle schneiden in Sachen ärztlicher Empathie besser ab als wir. Wir sind heute bemüht, das zu verbessern. Das Hindernis Nummer eins sind aber auch dabei wieder die äußeren Umstände der Arbeit. Du kannst als Arzt nur begrenzt empathisch sein, weil du an deine eigenen Grenzen stößt. Wer in einer Notaufnahme arbeitet, wo links und rechts geschrien wird, muss sich trotzdem ganz kühl auf die Symptome, klinischen Zeichen und Laborwerte konzentrieren können. Man braucht beides – diese nüchterne Fähigkeit zur sachlichen Analyse und die Empathie.

Der menschliche Kontakt entscheidet

Es sollte uns heute um die konsequente und sinnvolle Digitalisierung im Gesundheitssystem gehen. Aber nicht als Selbstzweck. Alles, was ich vorschlage, steht im Dienst der guten Sache. Es geht eigentlich um den menschlichen Kontakt, und die Digitalisierung soll dabei helfen, diesen wieder zu stärken. Wer weniger sinnlose Bürokratie zu erledigen hat, kann den Menschen länger in die Augen sehen. Wer seine Zeit nicht damit verschwendet, Informationen zusammenzukramen, die schon irgendwo auf irgendeinem Server liegen, kann ein tieferes Gespräch führen.

Erst einmal müssen wir uns einig sein: Es geht um das Menschliche. Die Begegnungen. Im Leben allgemein, aber eben auch in der Medizin und im Gesundheitswesen. Das ist nicht nur ein frommer Wunsch für Feiertagsreden, sondern es ist von handfester Forschung untermauert. Einige Studien über Empathie habe ich schon erwähnt. Wir sollten über noch etwas nachdenken, das viel zu oft vergessen wird, aber inzwischen gut erforscht ist: Berührungen.

Der Arzt, Autor und Professor Abraham Verghese, den ich an der Stanford University als Dozenten eines Healthcare Leadership-Trainings erlebte, erzählt dazu gern eine Anekdote. Verghese hatte sich um eine Freundin gekümmert, die an Brustkrebs erkrankt war, bei ihr wurde ein kleiner Tumor entdeckt und entfernt. Sie wollte aber sichergehen und verbrachte dann viel Zeit mit der Suche nach dem besten Krebszentrum der Welt, um sich weiter behandeln zu lassen. Und dort reiste sie dann extra hin. Aber nach kurzer Zeit war sie plötzlich wieder zurück und ließ sich einfach bei ihrem lokalen Onkologen weiterbehandeln. Verghese fragte sie, warum sie wieder da sei, was denn mit dem angesehenen (und übrigens teuren) Krebszentrum los sei. Und seine Bekannte soll gesagt haben: »Das Krebszentrum war wunderbar. Es hatte ein wunderschönes Gebäude, ein riesiges Atrium, einen Parkservice, ein Klavier, das von selbst spielte, und einen Concierge, der einen von hier nach dort brachte.« Und dann kam der Haken: »Aber sie haben meine Brust nicht einmal angefasst.«

Aus medizinischer Sicht ist dieser Einwand banal. Das technisch hochgerüstete Institut hat die Patientin mit den modernsten Methoden gescannt. Die dortigen Ärzte kannten ihr Gewebe bis auf die molekulare Ebene. Sie mussten ihren Körper nicht anfassen. Und doch haben sie etwas Entscheidendes versäumt. Nämlich, der Patientin ein gutes Gefühl zu geben. Die Berührung wäre für die Patientin, ganz subjektiv, sehr wichtig gewesen.

Deswegen fuhr sie wieder zurück in ihre Heimatstadt in Texas und ging zur Nachsorge nur noch zu ihrem alten Onkologen, einem einfachen niedergelassenen Arzt ohne besonderen Ruf. Aber er machte seine Arbeit solide, so wie es früher gelehrt wurde. Tastete die Brüste ab, untersuchte die Achselhöhlen, nahm einen Abstrich am Gebärmutterhals. Erst damit fühlte sie sich untersucht. Sie wurde gesehen, und sie hat die Untersuchung wirklich gefühlt – durch Berührung. Das war das Geheimnis.

Menschen sehnen sich nach Kontakt, nach Berührung, davon geht ein Teil der Heilwirkung aus. Im Umgang mit Neugeborenen ist das längst eine Selbstverständlichkeit. Wir gehen heute fest davon aus, dass Mutter oder Vater ihr Kind nach der Geburt zunächst einmal in den Arm nehmen sollten und dass es ihm guttut, gleich als Erstes Erlebnis in der Außenwelt auf der Brust eines seiner Elternteile einzuschlafen. Die Kinderheilkunde-Professorin Tiffany Field hat diesen Effekt sogar einmal bewiesen. Sie untersuchte Frühgeburten und gab dabei einigen von ihnen dreimal am Tag eine »Berührungstherapie«, hinter diesem Wort stand im Prinzip eine sanfte Massage. Diese Kinder hatten nach zehn Tagen 47 Prozent mehr Gewicht zugelegt als die anderen. Der Effekt scheint übrigens auch mit ganz handfesten Gründen zu tun zu haben: Auf dem Bauch eines Elternteils reguliert sich die Körpertemperatur des Neugeborenen besser, und Hypothermie nach der Geburt ist ein gefährliches, zunächst meist unsichtbares Problem. Jedenfalls kann man es nur so sagen: Berührung ist für Neugeborene sehr gesund. Warum sollte Ähnliches eigentlich nicht auch im späteren Leben gelten?

Vieles von dem, was sich über die positiven Effekte von Berührungen sagen lässt, können wir auch auf den direkten Blickkontakt übertragen. Die meisten von uns haben schon Ärzte erlebt, die während der Konsultation mehr auf ihren Monitor schauen als auf die Kranken auf der anderen Seite des Tisches. Mir ist das übrigens auch schon passiert, was ich aber überhaupt nicht bemerkt habe, bis eine Schwester mich später darauf hinwies. Dabei ist es eine Binsenweisheit, dass man Menschen ansehen muss, um Bindung und Vertrauen herzustellen. Es geht hier nicht um Höflichkeit, obwohl auch die wichtig ist. Es geht darum, dass die Behandlung besser wirkt, wenn Menschen sich auch wirklich behandelt fühlen.

Bisher bleibt unser Königsweg: die Tablette

Es ist gut erforscht, wie wichtig Empathie ist, also die einfühlsame Anteilnahme. Es ist erwiesen, dass Berührung eine heilende Wirkung haben kann. Und dennoch könnten wir kaum weiter weg davon sein, diese Erkenntnisse auch umzusetzen. Der Königsweg in unserer heutigen Medizin bleibt das Verschreiben einer Tablette.

So werden zum Beispiel immer mehr Medikamente gegen Depression verschrieben. In Deutschland waren es 2008 noch 974 Mio. Tagesdosen, zehn Jahre später bereits 1,5 Mrd. Tagesdosen, das bedeutet eine Steigerung um rund 50 Prozent. Und überhaupt: 42 Prozent der Deutschen über 65 Jahre nehmen dauerhaft jeden Tag mehrere Medikamente ein. Als Arzt weiß ich, wie wichtig und heilsam der gezielte Einsatz von Medikamenten sein kann. Wir sollten aber mehr als bisher darüber nachdenken, was es neben den Angeboten der Pharmaindustrie noch für Wege zur Heilung gibt. Das geschieht bisher kaum und wird zurzeit eher der Szene der Spiritualität und Esoterik überlassen. Sie mag ihre Berechtigung haben, aber dort gibt es keine wissenschaftliche Erfolgskontrolle.

Man sollte einmal einen nüchternen Blick auf das werfen, was allgemein als »Behandlung« gilt. Viele der Dinge, die im Alltag beim Hausarzt verordnet werden oder die als freiverkäufliche Hilfsmittel gelten und in den Medien beworben werden, haben keine Signifikanz hinsichtlich ihrer Wirksamkeit. Wir haben in der Medizin eine Regel, die uns vor Verallgemeinerungen schützt. Sie lautet: »Nie ist immer falsch und immer ist nie richtig.« Ich möchte trotzdem ein paar etwas verallgemeinernde Behauptungen wagen: Der Schnupfen geht meist auch ohne das Meerwasser-Nasenspray weg, das in der Drogerie so ein Renner ist. Gegen ein solches Nasenspray ist natürlich meist nichts einzuwenden, da es oft angenehm ist und üblicherweise nicht schadet. Aber der Reflex, viel zu früh zu einem Medikament zu greifen und sich zu lange daran festzuhalten, kann bei anderen Mitteln zum Problem werden. Auch die sehr wirksamen Mittel sind meist nur ein Weg von mehreren. Und was wirkt, hat auch Nebenwirkungen.

Unter anderem deswegen brauchen wir eine »Präzisionsmedizin«, das heißt, eine ganz individuelle Behandlung für die jeweilige Person. Wir wollen jeder und jedem nicht zu viele Medikamente geben und nicht zu wenig, sondern genau die richtige Dosierung. Was das heißt, ist individuell unterschiedlich. (Auf diese persönlich zugeschnittene Medizin komme ich noch in einem der folgenden Kapitel zurück.)

Auf jeden Fall sollten wir für unsere Therapien über alle Optionen nachdenken. Kopfschmerzen hören oft auch auf, wenn man keine

Schmerztablette nimmt, sondern stattdessen eine Entspannungsübung macht. Und die milde Depression, die viele Menschen kennen, kann man auch durch sogenannte »Lifestyle-Interventionen« behandeln, vor allem mit Bewegung und Sport. Laut einer Publikation des Gesundheitsministeriums leiden 2 bis 6 Prozent der Kinder und Jugendlichen an ADHS, der Aufmerksamkeitsdefizit-Hyperaktivitätsstörung. Selbst wenn man zurückhaltend rechnet und nur die 2 Prozent annimmt, wären das immer noch fast 300 000 junge Menschen. Die Probleme treten fast immer in der Schule auf.

Wenn etwas so viele Menschen betrifft und so plötzlich in der Gesellschaft aufkommt, würde ich gern auch fragen: Warum werden denn Kinder heute noch sechs bis acht Stunden am Tag zum Sitzen gezwungen, das längst als das »neue Rauchen« dämonisiert wird? Warum gibt es so wenig Sport in der Schule? Warum wehrt sich die Lehrerschaft seit Jahren gegen einen späteren Schulbeginn, auch wenn der für Jugendliche physiologisch und entwicklungspsychologisch viel sinnvoller wäre? Oder liegt es an den Eltern, die ihre Kinder zu Schule bringen wollen? Warum fahren überhaupt heute so viele Autos vor den Schulen vor? Manchmal ist es auch verständlich, dass jemand hyperaktiv wird und sich nicht mehr konzentrieren kann, wenn das System es ihm so schwer macht. Doch das betrifft ein anderes System und ist hier nicht das Thema.

Auf Umwegen betrifft es allerdings dann doch auch die Medizin: Es sind zu oft Substanzen, die alles richten sollen. Wir suchen zu oft ein Zaubermittel. *Better living through chemistry* hieß das erste erfolgreiche Album von Fatboy Slim. Auch wenn es bei ihm ein Gag war, sollte man sich immer mal wieder in Erinnerung rufen: Wenn er die Lösung aller Probleme sein soll, ist der Satz gefährlich. Wir haben unser Arsenal recht stark auf Tabletten beschränkt. Wir haben es in

Deutschland auch mit Übermedikation zu tun und der sogenannten »Chronifizierung von Medikamenten«. Dabei werden sie zu häufig oder zu lange eingenommen, und es treten oft drastische Nebenwirkungen auf. In den USA sterben mehr Menschen an Schmerzmitteln, die ihnen ärztlich verschrieben wurden, als an Heroin und Kokain zusammen. Fehlverschreibungen von Medikamenten töten in den USA derzeit 100 000 Menschen im Jahr. Und selbst wenn es nicht zum Äußersten kommt: Die Kosten, die durch Medikationsfehler entstehen, werden auf jährlich 800 Millionen bis 1,2 Milliarden Euro geschätzt – bei uns in Deutschland, das sind Angaben des Bundesgesundheitsministeriums. Bei aller Wertschätzung der pharmakologischen Leistungen – die Frage »Muss das wirklich sein und gibt es sonst noch gute Alternativen?« wird zu selten gestellt.

Die Psychologie der Nachlässigkeit: Warum wir uns unvernünftig verhalten

Das alles sind Aufgaben der nahen Zukunft. Und die Voraussetzung dafür, dass wir uns ihnen stellen, ist eine neue Haltung. Wir müssen unsere bisherige Einstellung zur Medizin zuerst schonungslos ansehen, bevor wir sie ändern können. Als Erstes geht es daher darum: Was ist die Psychologie dahinter, dass wir uns nicht gut um unsere Gesundheit kümmern? Was für Prozesse laufen in unserem Gehirn dabei ab? Und eine wichtige Antwort ist: Einige dieser Prozesse sind sehr nachvollziehbar, zutiefst menschlich, und man sollte sie niemandem vorwerfen. Wir alle verdrängen zum Beispiel unangenehme Dinge gern. Ohne diesen Mechanismus wäre das Leben oft viel zu belastend.

Außerdem gibt es für viele Gefahren keine spürbare Feedback-Schleife, die Folgen des Handelns liegen zu weit in der Zukunft. Wer heute raucht, bekommt vielleicht in 30 Jahren eine oder mehrere

Folgeerkrankungen. Auch wenn die dann womöglich massiv werden, ist das so weit in der Zukunft, dass man es sich einfach nicht vorstellen kann. Ich schade mir selbst, wenn ich rauche – das weiß jeder. Aber man zieht zusätzliche Behauptungen heran, um diese sogenannte »kognitive Dissonanz« scheinbar aufzulösen. Etwa: Helmut Schmidt ist 96 geworden und hat jeden Tag drei Schachteln Menthol geraucht. Warum es solche Fälle gibt, weiß die Forschung nicht genau. Klar ist aber: Von den Zehntausenden starken Rauchern, die lange vor diesem hohen Alter sterben, hört man eben selten.

Wir hören an der Klinik jedenfalls immer wieder Aussagen wie »Mein Onkel war Raucher und ist ganz alt geworden«. Ein Kollege antwortete einem Patienten dazu einmal: »Wissen Sie, ich habe auch schon von Leuten gehört, die lange mit kaputten Bremsbelägen gefahren sind, und alles ging gut. Aber würden Sie das tun?« Das passt zu der Auto-Allegorie vom Anfang dieses Kapitels. Natürlich kann man etwas Unvernünftiges tun und damit lange durchkommen. Aber statistisch gesehen fährt ein solches Auto irgendwann doch gegen die Wand oder einen Baum. Zudem muss es nichts heißen, wenn Ihr Onkel trotz seiner Kippen sehr alt wurde. Das sagt nichts über Ihre Anlagen und Ihre Konstitution aus. So mag es zum Beispiel eine genetische Disposition für bestimmte Krankheiten geben, etwa manche Krebsarten. Aber das eigene Verhalten und die Umgebung können der Auslöser sein, wenn eine Krankheit ausbricht – oder eben der Grund dafür, dass sie es nicht tut.

Es gibt noch eine Entschuldigung für gesundheitsschädliches Verhalten, die ich sogar als Arzt schwer von der Hand weisen kann: Wer einmal im Jahr bis morgens auf eine Party geht und seine Grundsätze für einen Moment vergisst, tut damit vielleicht etwas Wichtiges für seine Lebensqualität und sein psychisches Wohlbefinden.

Das darf auch so sein. Ein wichtiges Ziel ist aber, zu wissen, was man tut und wie oft. Und zu wissen, dass es eine eigene Verantwortung gibt. Deswegen müssen wir bei allen hohen Erwartungen an KI und Digitalisierung aufpassen, dass nicht eine ganz neue Begründungsstrategie aufblüht, dieser Eigenverantwortung auszuweichen: »Die Technologie wird es schon richten!« Denn so ist das nicht mit der modernen Technologie in der Medizin gemeint. Einfache Technik-Lösungen, die wie ein Zauberstab alle Probleme für uns wegzaubern, gibt es nicht.

Meine Idee für das Medizinsystem der Zukunft lautet vielmehr: Ihr werdet neue Ärzte bekommen! Aber werdet bitte auch neue Patienten. Mit »mehr Eigenverantwortung« ist dabei übrigens keineswegs eine ultraliberale Vision gemeint, in der wir alle mehr zahlen müssen für unsere Behandlungen. Es geht nur um einen Wandel im Denken. Finanziell wird er uns eher entlasten als noch mehr belasten.

ES GEHT NICHT (NUR) UM VIDEOCHAT: WARUM TELEMEDIZIN IMMER WIEDER FALSCH VERSTANDEN WIRD

Mit Corona fing es an: Plötzlich sprachen alle von »Telemedizin«. Aber auf die falsche Art. In der Schule würde man sagen: »Thema verfehlt«. Denn die Vorstellung, dass man das Gleiche macht wie beim Arztbesuch in der Praxis, nur eben aus der Ferne am Bildschirm, bringt uns nicht vorwärts. Wir brauchen ein System, das alle Kontaktwege klug integriert, ob Video, E-Mail, Krankenhaus-Sprechstunde und den Besuch der lokalen Allgemeinpraxis.

Das Allgemeine Krankenhaus der Stadt Wien wurde am 16. August 1784 eröffnet und war das erste seiner Art. Kaiser Joseph II. hatte sich vorher das Armenhaus der Stadt angesehen und entschieden, dass die dortigen Zustände unhaltbar seien und die medizinische Versorgung an einem anderen Ort gebündelt werden müsse. Heute kaum vorstellbar, aber damals gab es so etwas wie Krankenhäuser noch nicht. Die Armenhäuser waren der einzige mit späteren Kliniken vergleichbare Ort – das sieht man noch an der Wortbildung »Hospital«, sie leitet sich von *hospitalitas* ab, lateinisch für Gastfreundlichkeit. In den Armenhäusern wurden Obdachlose beherbergt und mit Essen, aber auch mit ärztlicher Hilfe versorgt. Erst das Allgemeine Krankenhaus in Wien wurde ein Ort, der nur für medizinische Diagnostik, Therapie und Ausbildung da war. Das war ein Novum – und löste einige der drängenden Probleme der Zeit so klug, dass bald auf der ganzen Welt Krankenhäuser entstehen sollten.

Kliniken waren ein enormer Fortschritt. Alles Nötige war an einem Ort versammelt: Fachabteilungen, Geräte, Operationssäle, Patienten und Ärzte. Niemand musste lange anreisen, oder wenn, dann nur einmal und nicht mehr täglich mitten in der Therapie. Und das richtige Personal war schon da. Das alles diente einem Ziel, das wir bis heute verfolgen: So zu behandeln, dass die Qualität maximal ist, die Therapie aber möglichst günstig und bequem für die Menschen. Die großen, zentralen Krankenhäuser waren bis in die Zeit der Industrialisierung und danach die perfekte Lösung. Sie haben die Entwicklung der Medizin enorm befördert. Robert Koch, Paul Ehrlich, Sigmund Freud, um nur einmal drei Ärzte zu nennen, die ihr jeweiliges Fachgebiet revolutioniert haben, wären alle wissenschaftlich nicht so erfolgreich gewesen ohne ihre Anbindung an große Kliniken.

So großartig es also ist, was Krankenhäuser fast 250 Jahre lang für die modernen Gesellschaften geleistet haben – die Situation ist heute eine ganz andere. Heute fallen auch die Nachteile der Klinikversorgung ins Auge: Weil die Besuche der Patienten dort seltener sind, liegen auch nur episodische Daten vor. Besser wäre heute aber eine regelmäßige medizinische Überwachung der Erkrankungen und der Patienten. Als Arzt wünsche ich mir Alltagsdaten. Nicht nur die Blutwerte von einem monatlichen Besuch in der Klinik, wenn der Patient aufgeregt ist und der Tag ganz anders abläuft als andere. Damals waren Krankenhäuser für die Ausbildung von medizinischem Fachpersonal ideal, die Hüter des Wissens waren dort, das beste Personal auch, die Kliniken waren die Schwerkraftzentren der Medizin. Und sie waren gewissermaßen Inseln der Wissenschaft. Denn zur Zeit der Entstehung der Krankenhäuser gab es nicht einmal Telefone. Heute kann man auf digitalem Weg fantastische Vorlesungen, Workshops und Masterclasses aus aller Welt bekommen, egal wo man sich befindet.

Für viele heißt Modernisierung: Es geht auch per Video

Wenn es um Digitalisierung und Modernisierung geht, ist immer wieder von der Kommunikation über Video die Rede. Jetzt merkt man, dass das Krankenhaus gar nicht mehr in allen Fällen optimal ist, und ruft nach Telemedizin. »Tele« heißt »fern«, und im eng gefassten, alten Wortsinn bedeutet Telemedizin einfach nur, dass eine Behandlung trotz räumlicher Trennung stattfinden kann. Und zwar über technische Hilfsmittel, etwa als Videosprechstunde. Während der Corona-Infektionswellen war das auch das Erste, was wir in größerem Umfang umgesetzt haben. Viele Menschen glauben seitdem, bei der Telemedizin gehe es um Videochat, also darum, dass auf dem Bildschirm jemand in einem weißen Kittel erscheint und eine Konsultation mit ihnen hält. Wie im Behandlungszimmer, nur eben am Computer. Deswegen würde ich das Wichtigste dazu gern als Erstes sagen: Nein, es geht nicht um Videochat.

Worum es stattdessen gehen muss, will ich in diesem Kapitel erklären. Dabei wird es zwar auch um Dinge wie Smartwatches und neue

Diagnosegeräte gehen, um Apps und Fotos, auch um lange Arzt-
gespräche – aber eben nie um nur eines davon. Sondern um alles
zusammen, auf eine kluge Art konzertiert. Denn Telemedizin ist
viel mehr als ein Videochat, viel umfassender. Es geht um eine Medizin, die Orte und Entfernungen mit bedenkt und Behandlungen
smart organisiert. Es wird auch in Zukunft noch Kliniken geben.
Aber die heutige Vorstellung, dass es nur in einem großen Krankenhaus die ideale Versorgung für ernste Leiden gibt und dass man
dorthin muss, um diese zu bekommen – diese Vorstellung werden
wir hinter uns lassen.

Das müssen wir auch schon deshalb, weil das bisherige System immer schlechter funktioniert und gleichzeitig teurer und ungerech-
ter wird. Zwischen großen und kleinen Krankenhäusern gibt es
tendenziell eine Kluft bei der Qualität. Die politischen Weichenstel-
lungen, auch die des Bundesgesundheitsministeriums, haben diese
Tendenz zuletzt eher noch beschleunigt. Wenn heute bestimmte
Leistungen in bester Qualität nur in den großen Kliniken zu haben
sind und zugleich die Konzentration im Gesundheitssektor aufgrund wirtschaftlicher und politischer Vorgaben weitergeht, bedeutet das auch: Für viele ist die beste Versorgung nicht mehr leicht
zu bekommen, weil sie zu weit weg, intransparent, teuer oder sogar
sozial ungerecht verteilt ist.

Denken Sie bei Telemedizin auch an den Schwangerschaftstest? Das
fingerlange Diagnose-Tool, das es heute teilweise für drei Euro an
Automaten gibt? Ich schon. Im Jahr 1967 entwickelte die amerika-
sche Erfinderin Margaret Crane den ersten Schwangerschaftstest als
Urinschnelltest, der einfach und ohne klinische Hilfe durchführbar
ist. Vorher musste man teils bizarre Untersuchungen durchführen,
um eine Schwangerschaft im frühen Stadium festzustellen. Unter
anderem wurde der Urin der möglicherweise Schwangeren kleinen

Labormäusen unter die Haut gespritzt, zwei Tage später wurden die Tiere getötet und daraufhin untersucht, ob bei ihnen dadurch ein Eisprung provoziert worden war. Der Schnelltest der Margaret Crane löste ein Problem und macht das Leben viel einfacher. Zehn Jahre später war er überall in den USA jederzeit erhältlich. Etwas, das vorher teuer und kompliziert war, wurde für alle bezahlbar und zu Hause durchführbar. Eigentlich war das, was Crane erfand, damit auch schon ein Meilenstein der Telemedizin.

Es gibt Zugangsbarrieren zum Gesundheitswesen, und wir sollten endlich anfangen, über sie zu reden. Sie können zeitlicher Natur sein (jemand schafft es in seinem Alltag einfach nicht, sich untersuchen zu lassen) oder räumlicher Art (jemand wohnt auf dem Land). Sie können auch mit Kosten zu tun haben (Anfahrt, Verdienstausfall und Rezeptkosten sind für manche Menschen ein echtes Problem) oder schlicht mit Scham, über bestimmte Beschwerden zu sprechen. Bei einer Umfrage unter mehr als 11 000 deutschen Männern mit Erektionsstörungen kam heraus, dass 41 Prozent sich schon Tabletten aus zweifelhaften Quellen besorgt hatten. Sie scheuten einfach den Besuch in einer Urologie und dann in der Apotheke. Ein knappes Viertel gab auch offen zu, sich zu schämen, jeder Achte fand, dass die Diskretion nicht hinreichend gewahrt ist. Inzwischen gibt es Start-ups, die den ganzen Prozess online durchführen – von der Diagnose über das Gespräch über etwaige Risiken bis zum Rezept und der Verschickung des Medikaments. Ähnliches gibt es natürlich auch für andere Leiden, das erleichtert das Leben vieler Menschen, etwa wenn es ihnen nicht leichtfällt, die Wege in die nächste Stadt, zum Ärztehaus oder in die Apotheke zu meistern.

Margaret Crane war ein Vorbild für vieles, was wir heute Telemedizin nennen. Sie hat damals gleich mehrere Hürden im Bereich der Schwangerschaftstestung aus dem Weg geräumt. Sie hat eine

medizinische Leistung demokratisiert und das Leben für breite Bevölkerungsschichten verbessert. Übrigens gab es, wie könnte es anders sein, gegen ihre Erfindung am Anfang auch Widerstand. Ihre
Vorgesetzten bei dem Unternehmen Organ Pharmaceutics, für das
sie den Test entwickelt hatte, führten gegen ihren Test die Gefahr
ins Spiel, dass Frauen einen Nervenzusammenbruch erleiden könnten, wenn sie das Ergebnis des Schwangerschaftstests ohne ärztliche Betreuung zu sehen bekämen. Diese Behauptung war ebenso
frauen- wie innovationsfeindlich.

Mit einem reflexhaften Widerstand gegen alles Neue haben wir
nach wie vor zu kämpfen. Besonders bei digitalen Lösungen wird
hierzulande oft nur das Risiko gesehen und nicht die Chance, die
darin steckt. An der Einführung von Telemedizin etwa gab es von
Anfang an seitens der Ärzte und Kammern viel Kritik. Dabei sehen
wir heute überall, wie die Versorgung auf dem Land schwindet. Es
haben schon Kliniken ganze Abteilungen geschlossen, weil sie niemanden für die Leitungsposition bekommen. Es haben schon Apotheker ihr Geschäft für einen symbolischen Euro zu verkaufen versucht, weil sich kein Nachfolger findet. Ärztinnen und Ärzte gehen
in die Stadt, wo sie ganz offensichtlich lieber arbeiten und leben,
auch im engeren Kontakt mit ihresgleichen stehen und sich besser
austauschen und fortbilden können. Wenn wir den Menschen in
ländlichen Gebieten die Konsultation per Videochat anbieten, gewinnen alle. Und die Patientinnen und Patienten müssen nur dann
den weiten Weg in die Klinik auf sich nehmen, wenn vorher schon
aus der Ferne geklärt wurde, dass das wirklich sein muss.

Was medizinische Versorgung mit Lifestyle zu tun hat

In der Dermatologie zum Beispiel findet vieles davon schon wirklich statt, unter anderem, weil das Fach dafür gut geeignet ist:

Besorgniserregende Veränderungen der Haut kann man auch per Kamera gut vorzeigen. Start-ups wie »Dermanostic« oder »Doctorderma« haben schon jetzt Hunderttausende Patienten versorgt, Kliniken kooperieren mit ihnen, und ihre Dienste sind teilweise Kassenleistungen. Das ist bisher aber leider noch eine Ausnahme und sicherlich auch noch lange nicht allen Menschen bekannt.

Aus meiner Sicht ist es eine gute Ausnahme, die den Weg vorgibt. Der Kontakt zwischen Ärzten und Hilfesuchenden wird durch die digitale Lösung besser, nicht schlechter. Die Menschen bekommen schneller einen ersten Rat und müssen dafür weder unnötig in der U-Bahn noch in Wartezimmern sitzen. Diejenigen, bei denen eine intensivere Diagnose oder Behandlung nötig ist, werden einbestellt – und für sie ist dann mehr Zeit, weil die vielen Standardfälle schon aus der Ferne behandelt werden konnten.

Ich war selbst einmal mit Freunden auf einer Reise in Südfrankreich, als einer plötzlich eine kritische Hautveränderung bei sich entdeckte. An einem Sonntag, mitten im Urlaubsgebiet, ist aber keine ärztliche Versorgung zu bekommen – es sei denn, man setzt sich stundenlang ins Auto. Wir konnten das Problem mit der App »Dermanostic« lösen, dort gibt es eine ärztlich gesicherte kleine Ferndiagnose. Man schickt dazu Bilder ein, beschreibt die Probleme, und es gibt sofort eine Antwort. Das alles kostet weniger als 50 Euro und erspart viel Stress, für solche Situationen wie Urlaub ist es eine große Hilfe.

Ich sehe in der aktuellen Debatte noch drei Lücken, die es zu schließen gilt, damit das auch in anderen Bereichen so gut laufen kann: Die erste ist eine technologische Lücke, denn nicht jeder hat einen guten Computer, eine gute Webcam, und auch nicht jede Praxis ist mit der nötigen Software und dem Know-how ausgestattet.

Zweitens spricht man von einer Evidenz-Lücke. Das heißt, wir können noch nicht hinreichend sicher empirisch belegen, welche Anwendungen und Technologien gut funktionieren. Und das dritte und zugleich größte Problem ist eine Lifestyle-Lücke: Die Leute erwarten, dass das Gesundheitssystem ihre Probleme rasch repariert, wenn sie auftreten. Tatsächlich aber müssten die Menschen gesünder leben, sonst werden wir viele der Volkskrankheiten nicht in den Griff bekommen. Wenn die Demenz sich zeigt, ist es für viele Maßnahmen schon zu spät. Wenn der Typ-2-Diabetes manifest wird, hat manch einer schon jahrzehntelang viel zu viel Zucker zu sich genommen. Das Rauchen und den in allen Bevölkerungsschichten viel zu hohen regelmäßigen Alkoholkonsum als Ursachen für Krebs und Herz-Kreislauf-Erkrankungen sind weitere Beispiele für einen gesundheitsschädlichen Lebensstil.

Wenn ich jemandem eine schlechte Nachricht überbringen musste, habe ich oft Reaktionen gehört wie »Aber ich wusste doch nicht, dass es diese Gefahr gibt« oder »Was hätte ich denn nur tun können, um das zu vermeiden?« Die Antwort ist leider meist: sehr viel. Wir wissen tatsächlich enorm viel über gesundes Leben. Beim US-amerikanischen National Institute of Health sind Hunderte Studien und gut gesicherte Empfehlungen hinterlegt, wie ein gesundes Verhalten aussieht und wie man bestimmten Erkrankungen vorbeugen kann. Dass die Menschen zwar heute viel mehr über Gesundheit reden, aber miserabel informiert sind, sieht man schon an den Mythen über Ernährung, die immer wieder zu lesen und zu hören sind, obwohl die Forschung längst mehr weiß. Nein, Süßstoff ist nicht gefährlich. Nein, Kaffee ist nicht ungesund, und er dehydriert uns auch nicht. Und nein, Sie müssen sich nicht zwingen, zwei Liter Wasser am Tag zu trinken. Sie dürfen aber Eier essen, die enthalten zwar Cholesterin, erhöhen aber das Cholesterin im Blut kaum – die früher oft gehörten Warnungen vor Eiern sind veraltet.

Eine Aufklärung über solche Themen müsste schon bei den Kindern in der Schule anfangen. Gesunde Ernährung, Bewegung, Selbstfürsorge und Psychohygiene sollten Standardinhalte sein. Ein Beispiel: Die Adipositas (Übergewicht) ist Haupt- oder Nebenursache für zahllose weitverbreitete Leiden, von Gelenkproblemen bis hin zum Darmkrebs. Trotzdem bekommen Menschen, die abnehmen wollen oder müssen, immer noch nicht überall im Land sofort die nötige Unterstützung.

Das kluge Medizinsystem meldet sich bei den Menschen, nicht umgekehrt

Diese Beispiele machen klar, worauf es mir ankommt: Telemedizin ist nicht bloß Ferndiagnose. Telemedizin ist ein Teil einer Zukunftsmedizin, die alle Kanäle zusammenführt. In der internationalen wissenschaftlichen Debatte gibt es für das, was wir brauchen, auch das Wort »Always-on-Triage«. Wir brauchen eine solche permanente Triage, die immer für die Menschen da ist.

Das Wort »Triage« kennen die meisten aus den Corona-Jahren, als die Befürchtung durch einige Medien ging, in den völlig überlasteten Krankenhäusern müsse bald entschieden werden, welchen Menschen man mit den begrenzten Ressourcen noch helfen kann – und welchen nicht. Der Begriff Triage bedeutet aber im Grunde einfach nur, dass Behandlungen nach Dringlichkeit priorisiert werden. *Triager* heißt auf Französisch sortieren. In Kliniken ist das eine Selbstverständlichkeit, auch im Normalbetrieb, ganz ohne Notlagen. In diesem Sinn des Wortes wäre es gut, wenn wir den Menschen eine permanente Triage bieten können.

Es geht nicht um das Format, in dem wir den Menschen ihre Gesundheitsversorgung bringen, sondern darum, wie wir das jeweils Richtige zum richtigen Zeitpunkt für sie auswählen. Die meisten

Krankheiten sind heute chronisch, nicht akut. Viele Patienten brauchen also immer und überall eine Einstufung, an welchem Punkt ihre Therapie steht und was sie tun oder lassen sollten. Nicht nur in den paar Minuten, in denen sie vor einem Arzt sitzen. Die richtigen Dinge sollen zur richtigen Zeit passieren. Das betrifft Medikamente, Untersuchungen und Tests, sodass es ideal für den jeweiligen Patienten ist, aber auch effektiv und möglichst günstig für das Gesundheitssystem.

Hier hat Corona uns einen Schritt vorangebracht. Zum ersten Mal wurde überlegt, ob ein Patient eigentlich wirklich persönlich erscheinen muss oder ob es vielleicht mit einem Videochat oder einer anderen digitalen Lösung getan ist. Da kam ein neues Denken auf, das sehr wertvoll ist: Ein Mann hat eine Hautveränderung entdeckt, die nicht so gut zu erkennen ist? Lieber persönlich einbestellen! Eine Frau möchte erst einmal per Chat reden, weil der Weg zum Krankenhaus weit ist für sie und Kosten verursacht? Das ist natürlich möglich! So funktioniert ein intelligentes System, das für den jeweiligen Fall entscheidet. Das System der Zukunft wird sogar voraussagen, wann sich der Zustand dieser oder jener Patientin verschlechtert, wird sie mit anderen Patientinnen vergleichen und frühzeitig Maßnahmen vorschlagen.

Dazu gehört auch, »proaktiv« zu werden, statt »reaktiv« zu bleiben. Das sind jetzt zwei etwas sperrige Fachbegriffe. Aber was sie sagen, ist so wichtig wie fast nichts anderes für eine wahrhaft moderne Medizin: Bisher sind wir fast immer nur reaktiv, das heißt, wir reagieren, wenn es ein Problem gibt. Jemand kommt mit Symptomen, dann suchen wir die Ursache und verordnen eine Therapie. Das reicht auch aus, wenn jemand einen Schnupfen hat, eine Mittelohrentzündung oder einen gebrochenen Fuß. Doch bei den schwerwiegenden, lebensbedrohlichen Krankheiten, mit denen viele von uns sich irgendwann auseinandersetzen müssen, funktioniert es nicht. Die weitverbreiteten Leiden von Krebs bis zur Demenz sind, wenn die ersten deutlichen Symptome auftreten, schon so weit fortgeschritten, dass die Therapie ein Wettlauf mit der Zeit wird.

Aber auch in weniger dramatischen Szenarien kann ein neues Denken viel bewirken: Angenommen, ein Patient beginnt eine Therapie mit einem relativ neuen Medikament, das gut wirkt, aber in vielen Fällen auch Nebenwirkungen verursacht. Wir als Ärzte sollten nicht warten, bis der Patient sich mit etwaigen Beschwerden bei uns meldet, sondern wir sollten diejenigen sein, die ihn kontaktieren, telefonisch oder digital, zum Beispiel über eine spezielle App. Wir könnten ihn nach drei Tagen fragen, ob er eine der gängigen Nebenwirkungen spürt. Und wenn ja, sofort einen Vorschlag machen, was zu tun ist. Das wäre eine kleine und einfache Maßnahme, aber enorm hilfreich und praktisch für beide Seiten. Viel simpler und effektiver als das spätere Eingreifen, wenn sich vielleicht schon eine drastische Nebenwirkung verfestigt hat.

Oder: Warum sollen wir nicht nach einer schwierigen Geburt noch ein paar Tage lang digital die Vitaldaten der Mutter überwachen, wenn diese längst zu Hause ist? Mit einer Smartwatch oder einem anderen kleinen, unauffälligen Gerät, das sie am Körper tragen kann. Zeigt sich eine eher kleine Auffälligkeit, wird automatisch der Hausarzt informiert. Ist es ein größeres Problem, bestellen wir die Patientin umgehend in die Klinik ein zu einer Kontrolle. Hoch spezialisierte Behandlungen, etwa eine nicht notfallmäßige Hüftgelenkersatz-OP, lassen sich mithilfe der »Always-on-Triage« leichter planen, im Kontakt mit den Spezialisten und ohne Zeitdruck. Andere Bereiche müssen überall vor Ort verfügbar bleiben – Notarzt, Hausarzt, Gynäkologen. Das bleibt dauerhaft wichtig, und dabei ist direkte Interaktion nötig.

In vielen anderen Fällen könnte eine allererste Interaktion zwischen Arzt und Patienten online stattfinden. Meine Patientin Verena, die extra den weiten Weg zu ihrer Chemotherapie auf sich genommen hatte und doch nur zurückgeschickt wurde, ist ein gutes Beispiel: Mit ein paar Fragen zu ihrem Befinden, einem zu Hause oder beim Hausarzt durchgeführten Bluttest und ihren aktuellen Daten hätte ich vielleicht auch im Online-Kontakt sofort entscheiden können, dass es noch zu früh für die nächste Behandlung ist.

Und noch eine typische Situation: Ich erinnere mich an ein Gespräch aus den ersten Tagen der Corona-Pandemie, in dem mir ein besorgter Kardiologe erzählte, er habe große Angst, seine Patienten alle noch wie geplant einzubestellen. Sie waren fast alle im höheren Alter und viele geschwächt. Der Arzt sagte: »Wenn einer von ihnen Corona hat und alle ansteckt, werden Patienten sterben.« Ein Videokontakt wäre eine gute Lösung gewesen. Und das wurde es dann ja auch bald. Im Jahr 2017 rechneten nur 4,5 Prozent der Vertragsärzte und Psychotherapeuten telemedizinische Leistungen ab, 2021 waren es schon 25 Prozent. Das geht aus der Versorgungsatlas-Studie des Zentralinstituts für die kassenärztliche Versorgung hervor. (Allerdings machte Psychotherapie den Löwenanteil davon aus.)

Bei der Ärztekammer gibt es eine Richtlinie, dass man »mit allen Sinnen« seinen Patienten und seine Patientin wahrnehmen solle. Das ist zwar grundsätzlich gut, aber ich erkenne auch per Video in ein paar Sekunden, ob ich jemanden wirklich persönlich sehen muss oder nicht. Und im Zweifel würde ich einen Patienten immer lieber einmal zu viel kommen lassen. Aber die meisten profitieren davon, sich den Weg zur Arztpraxis oder in die Klinik und einen Aufenthalt im Wartezimmer zu sparen.

Ein neuer Typ von Gesundheitseinrichtung und was sie mit Hochsprung zu tun hat

Für die optimale Koordinierung der verschiedenen digitalen und analogen Wege zur medizinischen Versorgung brauchen wir flächendeckend eine neue Art von Einrichtung, die es bei uns noch gar nicht gibt. Ein lokales Koordinierungszentrum, das bei Ihnen in der Nähe niedergelassen ist und zu dem Sie gehen können, um sich zu informieren und Behandlungen zu planen. In den USA und Großbritannien heißen diese Institute »Integrated Practice Unit« (IPU). In der renommierten Fachzeitschrift *Harvard Business Review* wurden diese Einrichtungen schon unter der Überschrift »Diese Strategie wird das Gesundheitswesen retten« vorgestellt.

Das Gesundheitswesen in Deutschland wird zu teuer. Wenn wir nicht wirklich neue Konzepte umsetzen, wird die politische Antwort darauf möglicherweise ein Kaputtsparen des bestehenden Systems sein, ohne es zu modernisieren. Wenn wir aber weiter nur kleine Kliniken schließen und Leistungen teurer machen oder streichen, wird die Versorgung einfach nur schlechter für die meisten Patienten.

Setzen wir aber eine umwälzende Idee wie die IPUs um, haben wir die Chance, eine qualitativ hochwertige medizinische Versorgung für alle zu erhalten, ohne von den Kosten erdrückt zu werden. IPUs sind Koordinierungsstellen für die medizinische Versorgung, in der alle Informationen zusammenlaufen und in denen Behandlungen geplant werden. Sie sind Anlaufpunkte, an denen die Menschen kompetent beraten werden und Experten deren Therapie aufmerksam begleiten – auch, wenn sie zahlreiche Schritte hat, wie zum Beispiel: erste Röntgendiagnostik, orthopädische Untersuchung, Knieoperation in einem Fachzentrum, Reha, hausärztliche Überwachung der Erfolge. IPUs planen das für uns, helfen dabei, alle

Termine stressfrei im Auge zu behalten und organisieren die notwendigen Kontakte. Diese finden mal per Video statt, mal per App oder E-Mail und mal persönlich.

Vor gut zehn Jahren hat die berühmte Johns Hopkins Klinik als eines der ersten große Krankenhäuser ein Telemedizin-Modell getestet und dann mit ihrem Angebot »Hospital at Home« umgesetzt. Auch dort war und ist das ein gemischtes Modell: Patienten werden aus der Ferne betreut, bekommen aber auch immer einen Termin in der Klinik, wenn das sinnvoll und nötig ist. Das Krankenhaus verkündete, dass es auf diesem Weg bis zu 30 Prozent Kosten gegenüber einer traditionellen Behandlung vor Ort einspare.

Ich erzähle, wenn es um neue Technologien geht, gern die Geschichte vom Fosbury Flop. Der Flop ist eine Technik im Hochsprung, die nach dem US-amerikanischen Hochspringer Dick Fosbury benannt ist. Diese Technik revolutionierte den Hochsprung – aber erst als Fosbury Mitte der 1960er-Jahre begann, einfach anders zu springen als alle anderen. Vorher war die dominierende Technik im Hochsprung der Straddle-Stil, bei dem die Athleten seitlich über die Latte sprangen. Das hatte sich einst etabliert, als hinter der Stange noch keine Matten lagen. Als Fosbury über seine Technik nachdachte, lagen aber längst dicke Matten hinter der Hochsprungstangen. Da kam der Athlet auf die Idee: Ich springe ab jetzt einfach rückwärts!

Fosbury sprang also mit dem Rücken zur Latte, glitt über sie hinweg und erreichte auf einmal ungeahnte Sprunghöhen, da der Körper so viel weniger Kraft brauchte. Die Technik wurde bald von anderen Athleten übernommen, und spätestens als Dick Fosbury Gold bei den Olympischen Spielen 1968 in Mexiko-Stadt gewann, hatte sie sich durchgesetzt.

Was ich mit dieser Geschichte aus dem Sport zeigen möchte: Es muss nur erst jemand auf eine kreative Idee kommen. Und dann verändert sich ein ganzes System. Die aktuelle Debatte um unser Gesundheitswesen kommt mir manchmal vor wie die Leichtathletik in der Zeit kurz vor dem Fosbury Flop: Alle wollen etwas verändern, basteln aber nur an kleinen Details des bereits Bestehenden herum. Wir müssen aber die Möglichkeiten ganz neu denken. Und zwar unter anderem mit der Idee eines Systems von lokalen Gesundheitszentren wie den IPUs und mit einem abgestimmten Mix aus Video-Konsultation, mitdenkenden Datenbanken, mobilen Diagnosegeräten und dem Kontakt zu passenden Experten, Fachärztinnen oder Spezialisten. Die Analogie zum Fosbury Flop soll aber auch der Hoffnung Ausdruck verleihen, dass wir mit weniger Aufwand (also: Kosten) mehr erreichen können – für alle.

Als ich über dieses neue Modell der Gesundheitsversorgung einmal einen Vortrag vor Psychiaterinnen und Psychiatern hielt, meldete sich eine Therapeutin zu Wort und beklagte sich: »Wo bleibt denn da die Empathie?« Für sie war klar: Wenn Video im Spiel ist und wenn vielleicht sogar eine KI den Therapieablauf managt, geht das menschliche Mitgefühl automatisch verloren. Ich glaube: Das Gegenteil ist richtig. Denn in den entscheidenden Momenten ziehen wir den persönlichen Kontakt vor. Und die nicht so entscheidenden Kontakte können auch online stattfinden. Die Arbeit einer Psychiaterin oder eines Chirurgen oder eines hoch spezialisierten Diagnostikers konzentriert sich auf das Wesentliche. Die einfachen Aufgaben, mit denen wir heute so viel Zeit verlieren, werden digital erledigt. Und wenn dann ein Patient in der Behandlung vor mir sitzt und es drauf ankommt, kann ich ganz präsent sein. Ich wäre nicht mehr abgelenkt, müsste nicht gleichzeitig auf einen Bildschirm linsen, sondern könnte dem Menschen, der da erschienen ist, eben gerade mehr Empathie widmen als heute üblich.

Ein Kinderwunsch in der nahen Zukunft

Stellen wir uns dazu einmal ein Paar vor: Barbara und Leon. Die beiden wollen ein Kind. Das Jahr 2023 geht gerade zu Ende, und Barbara wird einfach nicht schwanger. In diese Situation geraten jedes Jahr Tausende von Paaren in Deutschland. Sie stehen dann vor mehreren Fragen: Ab wann muss man über eine Maßnahme nachdenken? Über welche Maßnahme? Muss es eine In-Vitro-Befruchtung sein, oder gibt es noch Schritte davor? Wie wird das alles überhaupt gemacht? Und wer überwacht und prüft diesen manchmal sehr anstrengenden und immer recht teuren Prozess?

Barbara und Leon haben es lange erfolglos auf natürlichem Weg probiert. Sie sind ratlos und unter Druck: Soll man sich nach sechs Monaten schon über eine Therapie informieren? Oder ist das noch normal? Beide sind Ende dreißig. Wie riskant ist es da, noch zu warten? Und an wem liegt es denn nun?

Als Faustregel sagen wir im klinischen Betrieb: In einem Drittel der Fälle liegt es an der Frau, in einem Drittel am Mann, und das letzte Drittel ist einfach rätselhaft und zunächst schwer zu erklären. Die Termine an den sogenannten Fertilitätszentren sind schwer zu bekommen. In einigen EU-Ländern ist streng reguliert, was man machen darf, in anderen nicht. Ein einzelnes Paar kann sich kaum einen Überblick verschaffen.

Klar ist aber: Es kommt viel Diagnostik auf die beiden zu. Barbara muss zur Gynäkologin, Leon zu einem Spezialzentrum. Es muss der Hormonstatus bestimmt werden, ein Ultraschall der Eierstöcke ist wichtig, eine Samenprobe des Mannes muss untersucht werden – mindestens einmal. Mehrere Termine werden fällig, über ein paar Monate verteilt, und die psychische Belastung ist hoch.

Insgeheim denken beide in dieser Zeit über eine Trennung nach. Barbara will das Kind unbedingt, Leon ist zwar mit der Behandlung einverstanden, aber eigentlich käme er auch gut damit klar, kinderlos zu bleiben. Er tut es also eher für sie. Sie möchte ihm aber umgekehrt nicht seine Lebensplanung durcheinanderbringen. Im Grunde brauchen die beiden auch eine begleitende Paartherapie. Am Ende bezahlen sie für jede einzelne Einpflanzung einer befruchteten Eizelle. Nach drei teuren Versuchen sagt Leon einmal grimmig, es sei für das Institut wohl ganz gut, wenn es keinen Erfolg hat. Die beiden bekommen Streit darüber. Sie machen weiter, empfinden den Prozess aber körperlich und seelisch sehr belastend.

Stellen wir uns jetzt noch ein anderes Paar vor: Quinn und Lilli. Auch sie wollen ein Kind. Bei ihnen aber geht gerade das Jahr 2035 zu Ende, und Lilli wird einfach nicht schwanger. Die beiden leben in einer Zukunft, in der das Gesundheitswesen sich im Vergleich zu heute so sehr verändert hat, dass manches kaum wiederzuerkennen ist. Für die beiden ist das eine gute Nachricht. Denn Quinn und Lilli sind von drei Vierteln der Probleme entlastet, die Barbara und Leon noch hatten. Erstens: Ein Großteil der Diagnostik findet zu Hause statt oder, falls sie das lieber mögen, beim Hausarzt, der nah ist und dem sie vertrauen. Es gibt inzwischen Geräte, die mithilfe von KI und Spezialkameras die Spermienmotilität bestimmen. Prototypen davon gab es übrigens auch 2024 schon, die waren damals aber noch nicht marktreif. Inzwischen ist der Umgang damit ganz einfach. Die Geräte können das, was vorher nur in Spezialzentren möglich war – und dort sehr teuer war.

Aufgrund der so relativ stressfrei ermittelten Informationen entscheiden Quinn und Lilli sich für eine künstliche Befruchtung. Sie wollen sie in Barcelona durchführen lassen, denn die Regulierung in Spanien ist weniger streng und kommt ihren Bedürfnissen mehr entgegen. Dafür sind Voruntersuchungen nötig und eine vorbereitende Therapie mit Hormonen – das geht alles in Düsseldorf, wo die beiden leben. Vieles wird über Telemedizin gesteuert, eine App begleitet den Prozess, weist auf alles noch Fehlende hin und speichert Diagnosedaten ab. Es gibt Video-Gespräche mit der Einrichtung in Barcelona, die Vor- und Nachbehandlung findet aber in Deutschland bei einer Ärztin statt, die mit dem spanischen Institut kooperiert.

Übrigens wird von einem unabhängigen Dienst auch gemessen, wie erfolgreich das Institut dabei ist, Paaren ihren Kinderwunsch zu erfüllen – und was das durchschnittlich kostet. Lilli hat auf dieser Grundlage den Anbieter in Barcelona gewählt, weil das Honorar zum großen Teil wie ein Bonus erst bei Erfolg fällig wird – und nicht für jede Einpflanzung einer befruchteten Eizelle bezahlt werden muss. Lilli weiß das alles, weil sie vorher per Videochat eine unabhängige Beratung zu diesem Thema hatte.

Die Fruchtbarkeitsuntersuchung und die möglicherweise daran anschließende künstliche Befruchtung ist nur ein Beispiel. Ähnliche Szenarien ließen sich für viele andere Diagnosen und Behandlungen entwerfen, wie Knie- und Hüft-Operationen, Diabetes-Abklärung, bestimmte Angststörungen oder chronische Migräne.

Alle Neuheiten der Digitalisierung sind nur Werkzeuge, es geht immer darum, wie wir sie einsetzen. Das kann kalt und technokratisch sein oder menschlich und einfühlsam. Eine Freundin von mir behandelt als Psychologin Menschen mit Gender-Dysphorie, also Menschen, die sich in ihrem Körper nicht im richtigen Geschlecht fühlen. Es geht um viel. Die geschlechtsumwandelnden Operationen sind mit Risiken verbunden, und man will als Patient sich sicher sein, bevor man einen solchen Prozess beginnt. Die befreundete Psychologin trifft also Menschen, die darüber reden wollen, und gibt ihnen eine erste Beratung.

Aber dann kam Corona. Persönliche Treffen waren verboten, und meine Bekannte konnte mit den Betroffenen nur telefonieren. Aber sie hatte sich dafür eine Frage überlegt: »Was würde mir an Ihnen auffallen, wenn Sie jetzt vor mir säßen?« Diese Idee war einfach und genial, denn damit war das Eis meistens sofort gebrochen, und außerdem erfuhr sie erstaunlich viel über den Menschen am anderen Ende der Leitung. Die Leute mussten sich selbst beschreiben, ehrlich und offen. Meine Freundin hörte dabei Antworten wie: »Sie würden als Erstes bemerken, wie schrill und farbenfroh ich mich kleide. Ich will auffallen. Aber eigentlich ist das nur Fassade. In Wirklichkeit bin ich introvertiert und fühle mich auch meistens sehr unsicher.« So konnte die Psychologin Zugang zu den Menschen finden, aus der Entfernung und ohne direkten Kontakt. Sie hatte eine gute Idee, wie sie das technische Format optimal nutzen kann.

Von der Art, wie wir sie anwenden, hängt der Erfolg der Digitalisierung ab. Alles oben Genannte funktioniert nur, wenn medizinische Prozesse auf kluge Art in die digitale Welt überführt werden. Ich erinnere gern an den Spruch: »Wenn Sie einen Scheiß-Prozess digitalisieren, haben Sie einen digitalen Scheiß-Prozess«. Dieses Zitat wird dem Manager Thorsten Dirks zugeschrieben, dem früheren Vorstandsvorsitzenden von Telefónica Deutschland. Es hätte aber genauso aus dem Klinikmanagement kommen können.

DIESE BEHANDLUNG IST NUR FÜR DICH! WARUM WIR DIE MEDIZIN AUF DIE MENSCHEN ZUSCHNEIDEN MÜSSEN

Bisher sind viele Therapien für alle weitestgehend gleich: Wer Krankheit X hat, bekommt das Medikament Y. Die sogenannte »präzise Medizin« der Zukunft ist individuell an den einzelnen Menschen angepasst. Und sie kommt sogar aktiv auf die Patienten zu, nicht umgekehrt.

Haben Sie auch so einen Ordner im Regal, in dem alte Bluttests, Röntgenbilder, Krankschreibungen und andere Diagnosen abgeheftet sind? Oder liegen sie bei Ihnen eher durcheinander in irgendeiner Schublade? Zu diesem Thema gibt es keine Studien, aber ich schätze, bei knapp 100 Prozent der Menschen ist dieser Ordner bzw. diese Loseblattsammlung nicht vollständig und zuverlässig. Ich habe schon viele Patienten erlebt, die überhaupt keinen Ordner haben und auch keine Schublade mit ihrer Diagnose- und Behandlungshistorie. Andere haben Gesundheitsdaten, die sowieso nicht im Ordner gelandet wären, wie die Aufzeichnungen der Smartwatch, die Untersuchungen beim Arbeitgeber oder die Gentests, die jemand freiwillig bei einem der neuen »Ancestry«-Dienste macht, die das eigene Genmaterial auf die geografische Herkunft hin analysieren und mithilfe ihrer Datenbank bei einigen sogar unbekannte Vorfahren oder Verwandte ermitteln können. Diese Daten könnten interessant sein, sind für uns aber meist nicht erreichbar. Die gute Nachricht: Bald können die Ordner und Schubladen weg, denn bald kommt eine viel bessere Lösung für alle.

Sie werden künftig einen digitalen medizinischen Assistenten nur für sich haben. Er ist Ihre private Datenbank, ein intelligentes System, das alle medizinischen Informationen über Sie verwahrt und verwaltet. Es vergisst nichts und verpasst keinen Termin. Vor zehn Jahren waren Sie mal wegen Ihrer Migräne im Kreiskrankenhaus, und da wurde ein CT gemacht? Oder war es ein MRT? Und wo ist eigentlich die CD mit den Daten, die es damals gab? Ist die noch lesbar mit neuen Systemen? Solche Fragen wird es nicht mehr geben. Denn die kluge Datenbank begleitet alle, die es wollen, von der Wiege bis zur Bahre. Jede Untersuchung ist abgespeichert, alle Details von der Zahnspange bis zum Verhütungsmittel, jedes Ultraschallbild, jede Blutuntersuchung und jedes Foto einer auffälligen Hautveränderung.

Und wenn Sie es möchten, füttern Sie Ihren medizinischen KI-Assistenten auch mit Informationen darüber, wie viel Sport Sie treiben, in welchen Phasen Sie sich vegan ernähren, ob Sie am Meer leben oder in einem Jod-Mangelgebiet, in einer Feinstaub- oder Smog-belasteten Stadt, an einem Ort, der hoher UV-Strahlung ausgesetzt ist, oder in einer Einflugschneise des Flughafens oder an der ICE-Trasse. Allein oder in einer Partnerschaft.

Dabei ist Ihre persönliche Datenbank keine Insellösung. Das System kann sich auch mit der großen Datenbank aller anderen Menschen verbinden, kann daraus lernen und die individuell relevanten Informationen für Sie herausziehen. Denn es gibt irgendwo eine Handvoll Personen, die Ihnen sehr ähnlich sind, genetisch, vom Alter und Geschlecht her, von der Ernährung oder dem Impfstatus her. Menschen, die vielleicht auch gerade erschütternd schlechte Leberwerte hatten, bei denen man aber schon weiß, woran das lag oder was dagegen geholfen hat. Das muss nicht heißen, dass Sie mit denen absolut vergleichbar sind – aber es kann heißen, dass bei diesen anderen Menschen auch für Sie und Ihre Gesundheit wertvolle Informationen liegen.

Das System speichert diese Informationen nicht nur sicher (zum wichtigen Thema Datenschutz mehr im Schlusskapitel). Sondern es überprüft sie auch immer wieder, und dabei stößt die KI vielleicht auf etwas Auffälliges. Das kann durchaus etwas sein, was überhaupt noch niemand bemerkt hat, was beim heutigen Stand der medizinischen Betreuung auch Ihre Ärztin vielleicht nie sehen würde. Wer schaut denn schon alle Unterlagen eines Menschen regelmäßig durch und macht sich grundlegende Gedanken, worauf man vielleicht noch achten sollte? Für die meisten von uns Ärzten lautet die Antwort auf diese Frage zurzeit: niemand, nicht einmal wir selbst.

Die KI könnte diese Aufgabe leicht für uns übernehmen und sich mit Hinweisen zu Wort melden. Wer gerade 50 geworden ist, sollte ein Darmkrebs-Screening machen lassen, und das wird dann auch als Kassenleistung bezahlt. Gab es in Ihrer Familie allerdings schon Fälle von Darmkrebs, schickt Ihr digitaler Assistent Sie schon fünf oder zehn Jahre früher hin. Das macht man teilweise heute schon, wenn der Arzt aufmerksam ist und diese Informationen auch hat. Aber wenn Sie oft den Arzt wechseln oder umgezogen sind, denkt vielleicht einfach niemand daran, Sie an diese wichtige Vorsorgeuntersuchung zu erinnern. Der digitale Assistent könnte darin nicht nur zuverlässiger, sondern auch viel präziser sein. Er könnte Ihre Ernährung, eventuelle Gen-Daten oder Mikrobiom-Auswertungen einbeziehen. Oder er könnte Sie auch auf ein höheres Herzinfarkt-Risiko hinweisen, wenn jemand in Ihrem engsten Familienkreis früh einen hatte usw.

Das sind wichtige, wenn auch eher unspektakuläre Beispiele – aber bisher wissen wir auch noch gar nicht, was das mitdenkende System alles können wird. Das Aufregende an KI ist ja gerade, dass sie neue Bezüge entdecken kann, die dem menschlichen Blick oft noch verborgen bleiben.

Ein Geheimnis über gesundes Essen

Lassen Sie mich zum Verständnis etwas aus einem ganz anderen Bereich erzählen: der Ernährung. Was ist gesunde Ernährung? Und welches Gewicht ist gesund? Um diese Fragen ist in den vergangenen Jahren ein regelrechter Kleinkrieg entbrannt. Etwas mehr als acht Millionen Deutsche würden laut einer Umfrage gern abnehmen. Ein Fünftel ist hierzulande von der so genannten Adipositas betroffen, der Fettleibigkeit: Der Body-Mass-Index beträgt dabei 30 oder mehr, das Körperfett macht bei den Betroffenen mehr als ein Viertel der Körpermasse aus. Es geht dabei nicht nur ums Aussehen, sondern vor allem auch um die Gesundheit. Eine schlechte Ernährung verkürzt neben Tabakkonsum, Bluthochdruck und Übergewicht das Leben deutlich und macht krank. Die Ernährungs- und Landwirtschaftsorganisation der Vereinten Nationen (FAO) hat gerade erst 2023 die versteckten Kosten falscher Ernährung auf 10 Prozent des globalen Bruttoinlandsproduktes (BIP) geschätzt beziehungsweise mindestens 10 Billionen US-Dollar.

Umgekehrt gilt: Eine gesunde Ernährung kann das Leben verlängern und verbessern. Das wissen heute die meisten, und kaum jemand isst, ohne manchmal über die Folgen nachzudenken. Aber was ist gesunde Ernährung? Wer die letzten Jahrzehnte bewusst miterlebt hat, muss sehr verwirrt sein. »Light« hieß bei Joghurt, Wurst oder Käse zuerst immer: Es ist weniger Fett drin als üblich. Der damalige Stand der Forschung war ja auch, dass eine fettarme Ernährung beim Abnehmen hilft. Heute wissen wir aber, dass es auch noch andere Wege zu weniger Körperfett gibt. Die meisten Studien konnten auch nicht nachweisen, dass fettarm grundsätzlich gesünder ist, denn es kommt auf die Art der Fette an, die wir essen. Auch andere Mythen wurden inzwischen entkräftet: Eine Studie aus dem Jahr 2020 fand heraus, dass Menschen, die jeden Tag ein Ei essen, trotzdem kein erhöhtes Risiko für Herzkrankheiten zeigten. Dabei waren Eier wegen ihres hohen Cholesteringehalts in Verruf geraten. Offenbar (bei moderatem Verzehr) zu Unrecht.

In der öffentlichen Wahrnehmung, in Zeitschriften und Diät-Ratgebern galt bald nicht mehr das Fett als das große Problem, sondern eher die Kohlenhydrate. Also kamen Low-Carb und No-Carb-Diäten. Kohlenhydratarme Diäten können bei der Gewichtsabnahme helfen und zumindest kurzfristig die sogenannten Serumlipide im Blut verbessern, etwa das gefürchtete Cholesterin. Manche dieser Diäten sind jedoch sehr restriktiv und schwer durchzuhalten.

Aber es gibt immer neue Erkenntnisse und Trends in Sachen Ernährung. So galten (und gelten z. T. immer noch) tierische Fette als problematisch, und der Veganismus kam auf. Hier wissen wir aber nicht, ob allein die Ernährung die Leute gesünder macht oder der allgemeine Lebensstil, da viele Vegetarier und Veganer auch sportlich sind und Alkohol und Tabak nicht so zugeneigt. Gleichzeitig gibt es Bewegungen wie Paleo, die Mittelmeer-Diät, Keto und Intervallfasten – jede Richtung erklärte eine andere Ernährungsweise für optimal für die Gesundheit. Aus der Forschung kommen übrigens Signale, dass die mediterrane Diät (viel Olivenöl, Fisch, Gemüse, kaum rotes Fleisch) tatsächlich Mehrwerte hat.

Das ist verwirrend und teilweise widersprüchlich. Was kann und soll man denn nun essen? Grundsätzlich gilt für eine gesunde Ernährung: wenig rotes und verarbeitetes Fleisch, wenig gesättigte und industrielle Transfette, wenig Zucker, Salz und Alkohol. Dafür mehr Obst, Gemüse, Hülsenfrüchte, Nüsse und Vollkornprodukte. Das würde schon Wunder wirken für die allgemeine Gesundheit. Und ansonsten kommt aus der aktuellen Forschung eine Antwort, die das ganze Chaos der verschiedensten Diätmoden endlich klären könnte:

Es gibt nicht die eine richtige Ernährungsweise. Sondern über die bereits genannten Grundprinzipien hinaus hängt es vom einzelnen Menschen ab, was er essen sollte. Das hängt unter anderem mit den Darmbakterien zusammen, die bei jedem anders sind. Aber auch damit, dass Emotionen und die Lebensbedingungen ebenfalls eine Rolle spielen. Ernährung muss auch Freude machen. Und sie muss im Alltag dauerhaft gut umsetzbar sein, sonst kommt der Jo-Jo-Effekt. Aber dies ist kein Buch über Ernährungswissenschaft, es geht nur um die Grunderkenntnis: Die Antwort in Fragen der Gesundheit ist immer individuell.

Was in der Ernährungswissenschaft gilt, gilt auch in der Medizin. Eine kluge Medizin der Zukunft wird nicht mehr alle gleich behandeln. Maßgeschneiderte Angebote kennen wir bereits aus anderen Lebensbereichen. Wir haben uns daran gewöhnt, dass Amazon weiß, welche Bücher und Filme wir mögen, weil ein Programm unsere bisherigen Vorlieben analysiert. Und auf dieser Basis schlägt es uns die Neuerscheinungen vor, die möglicherweise unseren Geschmack treffen. Spotify macht uns jeden Monat eine Playlist »Nur für Dich«, die erstaunlich gut zu dem passt, was wir sonst mögen. Wenn wir Youtube aufrufen, schlägt es uns schon auf der Startseite ausgewählte Videos vor, die uns interessieren könnten (und das auch oft wirklich tun). Und dass die Werbung in Ihrem Instagram-Feed zu den für Sie relevanten Themen passt, haben Sie ja sicher auch schon bemerkt. Der Algorithmus von TikTok ist so gut, dass schon von Suchtgefahr gesprochen wurde und Intensiv-Nutzer von der App selbst gewarnt werden, dass sie eine Pause machen müssen.

In all diesen Bereichen ist es für uns völlig normal, dass Computersysteme uns kennen und sich an unsere Bedürfnisse anpassen. Warum sollte dieses Prinzip nicht auch im Bereich der Medizin funktionieren, wo es viel mehr darauf ankommt und viel wichtiger ist, dass wir aus unserer bisherigen Geschichte die richtigen Schlüsse ziehen und Prognosen abgeben? Die Sache ist in der Medizin allerdings etwas schwieriger als bei Film- oder Musikvorlieben. Das sieht man schon daran, dass Amazon bereits an der Medizin gescheitert ist. Der digitale Gesundheitsdienst »Amazon Care« wurde 2022 eingestellt. Doch der Konzern investiert weiter im Gesundheitswesen und das sicherlich zu Recht.

Ein Besuch bei der Hausärztin der Zukunft

Machen wir noch mal einen Gedankensprung in die Zukunft: Sie sitzen nach Ihrem Umzug vor Ihrer neuen Hausärztin, weil Sie unerklärliche Bauchschmerzen haben. Die Medizinerin weiß, dass Ihre Gene, Ihre Lebens- und Ernährungsgewohnheiten (etwa ob Sie Sport treiben, viel Stress im Job haben, wie Sie essen, ob Sie Alkohol trinken oder andere Drogen nehmen) und Ihre Umwelt (zum Beispiel ob Sie allein leben und in welcher Gegend) für die Diagnose wichtig sein können. Sie muss Sie aber nicht erst lange danach fragen, denn sie kann das alles schon in Ihrer persönlichen Datenbank sehen. Sie haben alle relevanten Informationen vor dem Arztbesuch schon für sie freigegeben. Im Gespräch können Sie sich darauf beschränken, ob sich etwas verändert hat (Umzug? Trennung? Neuer Job? Andere Essgewohnheiten?).

Die Familiengeschichte, besonders die Krankheiten der Eltern, kann für chronische Krankheiten wie Diabetes, Herzkrankheiten, Bluthochdruck oder Krebs von Bedeutung sein. Das wissen viele, weil sie zu Beginn einer Behandlung sicher schon danach gefragt worden sind. Dann erinnert man sich vielleicht vage an etwas, vielleicht aber auch nicht. Genaue Daten über die Herzrhythmusstörungen der Mutter oder den Typ-2-Diabetes des Vaters hat man wohl in den seltensten Fällen vorliegen – falls es die überhaupt gibt. Eine intelligente Datenbank der Zukunft wüsste das aber alles im Detail. Und sie würde Sie und Ihre Ärzte auch warnen, lange bevor eine solche Krankheit sich bei Ihnen zeigt. Wer schon sehr früh weiß, dass er ein erhöhtes Diabetes-Risiko hat, kann unter anderem durch die Ernährung meist viel dafür tun, dass die Krankheit sich nicht manifestiert. Wenn die Datenbank auch noch über Gen-Informationen verfügt, wäre sie noch genauer bei ihren Prognosen.

Dass eine Datenbank online Informationen zusammenträgt und dann sozusagen »überlegt«, wie sie das Gefundene sinnvoll integrieren kann, was wichtig ist und was nicht, ist keine fremdartige Idee: Wir funktionieren ja selbst heute schon so. Wir alle googeln unsere Krankheiten und Beschwerden. Glauben Sie niemandem, der behauptet, das nicht zu tun. Und es funktioniert – auch da, wo es Automaten tun. ChatGPT betont zwar bei jeder medizinischen Frage, dass es keinen ärztlichen Rat ersetzen könne, gibt aber doch oft sehr fundierte Informationen. Eine Frage nach einer Rötung am unteren Augenlid, nur mal als Beispiel, wird sofort mit einer kleinen Erörterung von Blepharitis, Gerstenkorn alias Hordeolum, Bindehautentzündung oder Chalazion, also der Talgdrüsenverstopfung, beantwortet. In einer Universitätsprüfung wäre das schon eine gute Leistung.

Im Sommer 2023 wurde wissenschaftlich überprüft, wie gut der medizinische Rat der sogenannten »Large Language Models« ist (LLMs, das ist die Technologie, auf der auch ChatGPT beruht). Das *Journal of Medical Internet Research* berichtet: Die Treffsicherheit lag deutlich über zwei Dritteln. Das ist in Ordnung, wenn man bedenkt, dass auch Menschen sich immer wieder irren. Ein Artikel im *Journal of the American Medical Association* sprach im Jahr 2012 von 10 bis 20 Prozent ärztlichen Fehldiagnosen in den USA. In Deutschland entdeckte der Medizinische Dienst Bund in einer Untersuchung rund 3600 Fehldiagnosen und vermutete eine hohe Dunkelziffer.

In der Zeitung *USA Today* las man Ende 2023 von einer Mutter, die ihren kleinen Sohn wegen chronischer Schmerzen zu 17 Ärzten gebracht hatte, ohne auch nur der Diagnose näher zu kommen. Erst als sie alle seine medizinischen Daten bei ChatGPT eingab, erfuhr sie vom »Tethered Cord Syndrom«, einer seltenen Krankheit, bei der das Rückenmark mit dem Gewebe der Umgebung verwachsen ist. Mit dieser Information konnte eine Neurologin die Diagnose auf Spina bifida konkretisieren, den Vierjährigen entsprechend operieren und heilen.

Dabei ist ChatGPT nicht einmal eine spezifisch Medizin-orientierte KI. Es ist auch nicht klar, auf was genau ihre Aussagen basieren, also welche Texte sie zur Verfügung hat. Und wir wissen zudem, dass ChatGPT wissenschaftliche Quellen in Einzelfällen einfach erfunden hat – es gibt also noch einiges zu tun, bevor das System wirklich verlässlich ist. Dass die Ergebnisse trotzdem jetzt schon so gut sind, lässt auf noch viel präzisere und treffsicherere Auskünfte in der Zukunft hoffen. Wir brauchen dazu jedoch eine politische Regulierung, unter anderem die Sicherheit, dass die Anbieter nachvollziehbar offenlegen, mit welchen Studien und anderen Quellen ihre KI trainiert wurde. Bisher weigern sich die Technologieunternehmen, das offenzulegen. Bei medizinischen Anwendungen darf die Gesellschaft ihnen diese Geheimniskrämerei nicht durchgehen lassen – das wäre eine wichtige Forderung.

Warum unsere Daten uns überfordern

Wenn das gelingt, steht uns ein großer Schritt nach vorn bevor. Es ist schon jetzt zu vermuten, dass die Diagnose seltener Krankheiten eine große Stärke der künstlichen Intelligenz in der Medizin wird. Selbst die besten Ärztinnen und Ärzte kommen nicht mit bei den vielen ungewöhnlichen Krankheiten, die es gibt und von denen sie die meisten nie selbst gesehen haben.

Es gibt in der Medizin zwei Binsenweisheiten zu seltenen Erkrankungen. Die eine lautet: »Selten ist selten und häufig ist häufig«, und die andere: »Wenn du Hufe trappeln hörst, denk an Pferde und nicht an Zebras. (Es sei denn, du bist auf Safari.)« Wir werden geschult, das Wahrscheinliche zu erwarten. Das ist einerseits auch sinnvoll. Andererseits sind seltene Erkrankungen häufig, um es einmal scheinbar paradox zu sagen. Wenn Sie heute Abend in ein großes Restaurant gehen und sich umschauen, sehen Sie dort wahrscheinlich auch irgendwo jemanden mit einer seltenen Krankheit. Deswegen ist es wichtig, auch diese zu erkennen.

Teilweise gibt es schon digitale Assistenten, die zum Beispiel bei Diagnosen unterstützen können. Intelligente Systeme helfen etwa bereits beim Lesen der Forschungsliteratur: In den USA ist das »Knowledge Integration Toolkit (KNIT)« im Einsatz, das medizinische Literatur scannt und aus den gewonnenen Informationen neue Hypothesen aufstellt. Das ist nicht nur eine Hilfe, sondern eine Notwendigkeit, denn es gibt zu einzelnen Themen, und sei es nur die Wirkung eines bestimmten Proteins auf Krebstumore, oft mehrere Zehntausend Seiten Forschungsliteratur. Ein Mensch würde Jahre brauchen, um überhaupt den Stand der Diskussion voll zu erfassen. Das können wir uns in den Bereichen, in denen wir dringend auf Fortschritte hoffen, einfach nicht mehr leisten (oder es ist schlechthin nicht machbar). Wir arbeiten nach Leitlinien, die sehr aufwendig und genau sind, aber zu selten aktualisiert werden. Dabei wollen wir alle eigentlich Spitzenmedizin auf dem jeweils neuesten Stand der Forschung bieten.

In der Chemotherapie gegen Krebs wird jetzt schon sehr genau geschaut, welches Medikament man wem gibt – bei anderen Krankheiten dagegen noch kaum. Dabei ist es fast immer möglich. Allerdings brauchen wir eine präzise, individuelle Medizin nicht nur bei seltenen Sonderfällen. Schon für die Unterschiede zwischen den Geschlechtern kann sie entscheidend sein. Seit einiger Zeit sprechen wir in der medizinischen Forschung darüber, dass in früheren Jahrzehnten bei vielen Studien vor allem Männer als Probanden teilgenommen haben. Das hatte verschiedenste Gründe (nicht nur Sexismus). Es ging auch darum, dass man Frauen weder ungewollt schwanger werden lassen wollte, weil ein Testmedikament vielleicht das Verhütungsmittel außer Kraft setzt, und dass man andererseits bestehende Schwangerschaften nicht gefährden wollte. Das Problem ist: Die Ergebnisse der Studien wurden dann auf alle Menschen übertragen, obwohl sie nicht unbedingt auch für Frauen gültig sind. Denn Männer und Frauen sind eben biologisch und medizinisch sehr unterschiedlich.

Hier nur einige wenige Beispiele: Bei Frauen wäre der Zyklus viel mehr zu beachten, und die Verträglichkeit von Wirkstoffen ist anders. Herzkrankheiten verlaufen bei Mann und Frau unterschiedlich. Hormonelle Veränderungen über die Lebensjahrzehnte hinweg sind wichtig und müssen beachtet werden. Frauen haben ein doppelt so hohes Alzheimer-Risiko wie Männer, und das Lungenkrebsrisiko ist bei jungen Nichtraucherinnen erstaunlich hoch usw. Das Geschlecht spielt bis auf die zelluläre Ebene hinab eine Rolle bei Krankheitsverlauf, Diagnose und Therapie.

Zurzeit wird noch diskutiert, wie groß der blinde Fleck der Forschung in dieser Hinsicht heute ist. Ein Beispiel: Jedes Medikament muss vor der Zulassung drei Studien bestehen, wir nennen sie Phase 1, Phase 2 und Phase 3. Die Teilnehmerzahl ist jedes Mal höher, und erst wenn das Medikament in allen Phasen seine Wirksamkeit bewiesen hat, ohne unerwünschte Effekte, kann es zugelassen werden. Eine Analyse von 38 solcher Zulassungsprozesse in den USA fand heraus, dass bei Phase 1, dem riskantesten ersten Versuch mit einem neuen Medikament, im Durchschnitt nur 22 Prozent Frauen mitmachten. Das ist schlecht. Allerdings glich sich das in Phase 2 und 3 wieder aus, denn dort lag der Anteil der weiblichen Probanden bei fast 50 Prozent.

Das würde heißen: Eigentlich alles kein Problem. Eine andere Untersuchung fand jedoch heraus, dass in den Bereichen Kardiologie, Onkologie, Neurologie, Immunologie und Hämatologie die Wirkung neuer Medikamente systematisch an zu wenigen Frauen untersucht wird, in Studien über Muskel-Skelett-Erkrankungen, Trauma, Psychiatrie und Präventivmedizin dagegen zu wenig an

Männern. Und eine Analyse aus Europa zeigte, dass allgemein nur ein Drittel der Probanden bei medizinischen Tests Probandinnen sind. Das wäre auch wieder viel zu wenig. Kurzum: Wir wissen nicht ganz genau, wie groß unser Problem ist, wir haben aber gelernt, jetzt besser darauf zu achten.

Heute gehen wir davon aus, dass Frauen und Männer in vielen Bereichen bei der gleichen Krankheit unterschiedliche Behandlungen brauchen. Dieser Gedanke ist ein erster Schritt auf dem Weg zu einer individuellen Medizin: Welche Therapie jemand bekommt, sollte sich nach der Person richten, nicht nur nach ihren Beschwerden. Dabei geht es nicht nur darum, welches Medikament jemand bekommt. Sondern auch darum, in welcher Dosis, welcher Darreichungsform und zu welchem Zeitpunkt. Es gibt Medikamente, die sich auf den individuellen Tag-Nacht-Rhythmus auswirken und damit auch auf die Schlafqualität. Kortison befreit die Lunge, es macht aber auch wach. Ob man es besser abends oder morgens nimmt, hängt also sehr von den Gewohnheiten der Einzelperson ab. Und: Manche schaffen es, vier Tabletten am Tag zur jeweils rechten Zeit zu nehmen, andere vergessen das zu oft.

Ein Facharzt aus Harvard berichtete mir einmal, dass er bei bestimmten Nierenerkrankungen sieben verschiedene Medikamente geben könne. Sie alle sind teuer und haben potenziell viele Nebenwirkungen, sind aber überlebenswichtig. Es komme sehr darauf an, welches man wählt. Der Arzt muss dabei immer wieder ausprobieren, was wem gut bekommt. Wir reden hier von einem Experten der Weltspitze in seinem Fach, der frustriert ist, weil seine Datenlage nicht ausreicht, um von Anfang an individuell zugeschnitten zu behandeln. Er möchte am liebsten jetzt schon individuelle Medizin betreiben, und er wünschte, es gäbe Datenbanken und Analysetools, die ihn gut vorbereiten.

Oder denken Sie an Diabetiker: Mit den neuen, am Arm angeklebten Messgeräten können wir heute viel genauer auf die Bedürfnisse der Einzelnen eingehen. Denn sie messen den Blutzucker nicht nur drei- oder fünfmal am Tag, wie früher per Piks in den Finger üblich, sondern alle paar Minuten und funken die Daten sofort ans Handy der Patienten. An den so erstellten Tagesdiagrammen kann man ablesen, ob jemand vielleicht immer um drei Uhr morgens ein Blutzucker-Tief hat, von dem er im Schlaf gar nichts merkt, das aber gefährlich ist. Dann können wir mit der Dosierung gegensteuern.

Wir sollten hier auch über die Darreichungsform der Medikamente reden. Die Tablette etwa kommt immer in einer festen Dosierung und in einer bestimmten Packungsgröße. Ihre Gabe individuell zuzuschneiden, ist deshalb schwierig. Viele Patienten sind überfordert damit, wenn sie von der einen Tablette ein Achtel, von der anderen ein Viertel und von einer dritten zwei ganze Tabletten täglich nehmen sollen, aber bitte nie mit Milch.

Was Geschlecht, Hautfarbe oder Wohnort mit Medizin zu tun haben

Manche Medikamente werden erst durch die Verstoffwechslung aktiv, insbesondere in der Leber. Das sind die sogenannten »Prodrugs«, die im Körper die gewünschte aktive Komponente erst bilden. Andere Substanzen wirken sofort, werden aber in der Leber abgebaut. Wie aktiv oder wie schnell die Enzyme in der Leber arbeiten, ist von Person zu Person unterschiedlich. Das spielt bei der Aktivierung und beim Abbau der Medikamente eine Rolle. Der sehr weitverbreitete Alkoholkonsum hat zum Beispiel einen Einfluss darauf. Auch Johanniskraut und Grapefruitsaft verändern diese Enzymaktivität, sodass ein Medikament dann stärker und ein anderes schwächer wirkt oder heftige Nebenwirkungen auftreten können.

Manchmal wirkt ein Medikament auch gar nicht. Das kann mit der Konstitution des Patienten zu tun haben, mit Begleiterkrankungen, der Genetik und dem individuellen Stoffwechsel oder mit Umwelt-faktoren, wie etwa Wechselwirkungen mit Nahrungsmitteln. Oder eben, wie bereits erwähnt, mit dem Unterschied zwischen Frauen und Männern. Die derzeit in manchen Schichten und Szenen ver-breitete Ansicht, dass das Geschlecht nur eine Frage der eigenen Entscheidung und Definition sei, kann in Sachen Gesundheit ge-fährlich werden und sollte medizinisch keine Rolle spielen. Endo-metriose ist zum Beispiel keine Männerkrankheit, und so ist leider das Problem entstanden, dass sie oft erst spät erkannt wird. Eine Studie spricht von einer durchschnittlich um acht Jahre (!) verzö-gerten Diagnose, das ist wertvolle Zeit, die für die Therapie verlo-ren geht.

Schaut man die ganze Weltgesellschaft an, gibt es darüber hinaus regionale Unterschiede, die auf keinen Fall ignoriert werden soll-ten: Asiaten haben viel öfter Laktoseintoleranz als beispielsweise Europäer. Männliche aschkenasische Juden haben ein höheres Ri-siko, an Brustkrebs zu erkranken. In der Bretagne kommt die Hä-mochromatose häufiger vor als anderswo. Das ist die sogenannte »Eisenspeicherkrankheit«, bei der das Gewebe mit Eisen überladen wird. Das sind teils rätselhafte Phänomene, aber sie existieren. Die Gene, die Umwelt, die Lebensart, die Zeit der Behandlung – das al-les spielt dabei eine Rolle.

Hier reichen sich die individuell-präzise Medizin und die Präven-tion die Hand, und mit diesen Kenntnissen kann man bestimmte Menschen besser vor bestimmten Krankheiten warnen. »Es ist viel wichtiger zu wissen, welche Art von Patient eine Krankheit hat, als welche Art von Krankheit ein Patient hat«, sagte der kanadische Arzt William Osler, der um 1900 der berühmteste Mediziner im englischsprachigen Raum war. Manche bezeichnen ihn als den Vater der modernen Medizin.

Auch wenn die Worte »Präzisionsmedizin« oder »individuelle Medizin« relativ neu sind, die Idee dahinter ist es nicht. Wenn jemand einen Unfall hatte und nun eine Bluttransfusion braucht, geben wir nicht einfach irgendeine aus dem Kühlschrank des Kliniklabors. Sondern selbstverständlich wird immer erst getestet, welche Blutgruppe es denn sein muss, und dann wird auch nur diese verabreicht.

Es gibt viele ähnliche Beispiele aus der herkömmlichen Medizin. Sie bekommen eine Brille in der richtigen Sehstärke, ein Diaphragma, dass Ihnen angepasst wird, oder eine Schuheinlage, die maßgefertigt wurde. Wir erfinden das Rad also keineswegs neu, wir bewegen uns eher auf einen alten Traum zu: Dass alles für die jeweilige Person passen möge. Die Digitalisierung ermöglicht uns nur, dieses Prinzip auf viel komplexere Bereiche der Medizin auszuweiten in Form von besserer Früherkennung, besseren Diagnosen und maßgeschneiderten Behandlungen.

Eine passgenaue Krebstherapie und eine tödliche Honigmelone

Mein Wunsch ist, dass wir dieses Ziel klar ins Auge fassen, dafür eine bewusste Strategie entwickeln und sie dann konsequent verfolgen. Das ist weder Träumerei noch Utopie – wie man an der Republik Singapur sieht. Das kleinste Land Südostasiens ist oft ein Vorreiter und in vielen Bereichen schon hochaktiv, während der Rest der Welt noch nachdenkt. Die »Singapore National Precision Medicine Initiative« sammelt zehn Jahre lang Daten von einer Million Menschen hinsichtlich Genetik, Lebensweise, Gesundheit, sozialer

Einbettung und Umwelt. Fast ein Fünftel der Bevölkerung wäre damit erfasst. Damit sollen Ärzte im Gesundheitssystem des kleinen Landes routinemäßig zum Vergleich die jeweiligen Daten ähnlicher Individuen heranziehen können. Und die Initiative hat sich sogar ausdrücklich zum Ziel gesetzt, ethische und rechtliche Probleme zu bedenken.

Noch ein Beispiel: Bei bestimmten Krebsarten werden molekulare Tests durchgeführt, die es ermöglichen, die Behandlung viel genauer anzupassen, die Überlebenschancen zu erhöhen und die Nebenwirkungen zu verringern. In der Präzisionsmedizin richtet sich die Therapie nicht mehr allein nach der Tumorart, sondern nach den genetischen Eigenschaften. So kann man den Patienten eine passgenauere Therapie mit weniger Nebenwirkungen anbieten.

Präzisionsmediziner haben auch die Idee, dass lokale Ausbrüche von Krankheiten viel früher erkannt werden könnten. Stellen Sie sich vor, Sie waren mit Freunden abends essen, und am nächsten Tag haben leider alle Symptome einer Lebensmittelvergiftung. Bei einer Stuhlprobe wird bei Ihnen ein Salmonellen-Stamm entdeckt, und eine Gen-Analyse des Keims zeigt, dass derselbe auch schon bei anderen Menschen in Ihrem Stadtteil aufgefallen ist. Durch einen Abgleich der Daten wird klar, dass alle Betroffenen vorher ein Dessert mit Ananas gegessen haben. Das Gesundheitsamt könnte sofort Restaurants und Geschäfte in der Gegend anweisen, die Früchte aus dem Verkehr zu ziehen, und so eine weitere Ausbreitung stoppen. In New Jersey ist das im Herbst 2023 tatsächlich passiert. Hier ging es um Honigmelonen und Ananas, nachdem ein Ausbruch von Infektionen mit Salmonellen zwei Menschen das Leben gekostet hatte.

Die Möglichkeiten der Präzisionsmedizin sind noch lange nicht abgesteckt. Vielleicht entdecken wir durch die kluge Analyse der zukünftig verfügbaren Daten mit KI noch mehr Faktoren, die individuelle Unterschiede bei Gesundheit und Krankheit ausmachen. Hat der Bildungsgrad einen Einfluss darauf, wie Diabetes behandelt werden sollte? Trägt eine Psychotherapie dazu bei, dass man bestimmte Medikamente besser verträgt? Schützt Videospielen möglicherweise vor neurodegenerativen Erkrankungen wie Demenz? Vieles wissen wir noch nicht oder noch nicht genau genug. Aber vielleicht bald.

Aber was auch immer wir entdecken und auch wenn künstliche Intelligenzen an all diesen Prozessen stark mitwirken werden: Neugier, Einfühlung und Fürsorge können nur Menschen geben. Und das werden sie auch, künftig mehr als im jetzigen System. Künstliche Intelligenz und Präzisionsmedizin können nämlich auch dabei helfen, mehr emotionalen Austausch in der oft etwas kühlen Krankenhauswelt zu etablieren. An einer Klinik in Paris habe ich einmal gesehen, dass über jedem CT-Bild ein Porträtfoto des jeweiligen Menschen angebracht war. So haben die Diagnostiker sich viel mehr auf das CT-Bild eingelassen, und man war dort überzeugt, dass so viel mehr Zufallsbefunde entdeckt werden. Das sind Dinge, nach denen eigentlich gerade gar nicht gesucht wurde, die aber für die Gesundheit relevant sind. Dadurch, dass die Ärzte zugleich auch das Porträtfoto der Patienten vor Augen hatten, hatten sie viel stärker das Gefühl, hier etwas für einen Menschen zu tun, statt nur einen unpersönlichen Computerscan zu analysieren.

Jemand hatte mal eine Patientin, die dem Stationsteam zeigen wollte, wie es ihr gerade geht. Sie legte sich dazu Schuhe in verschiedenen Farben zu, und jede Farbe stand für eine Emotion. Irgendwann waren alle neugierig, was für Schuhe die Patientin wohl gerade trägt. Das ist natürlich nicht digital. Es geht auch nicht primär um digital oder analog – es geht darum, die Medizin menschlicher zu machen.

MINI-COMPUTER UND MAXI-DATEN: WIE KI UNS MIT DIAGNOSEN ÜBERRASCHT, DIE MENSCHEN NICHT SEHEN KÖNNEN

Luft-Sensoren, intelligente Kontaktlinsen, schluckbare Messinstrumente: Die Zukunft der Medizin gehört neuen Sensoren und KI-Geräten. Und was tun wir mit all ihren Daten? Wir setzen sie miteinander in Beziehung. Das ist die sogenannte »multimodale Analyse«. Sie ist das große Ziel der nahen Zukunft, denn mit ihr sehen Computer viel mehr als Menschen.

Die Zeitschrift *European Heart Journal* ist ein angesehenes wissenschaftliches Magazin. Es geht darin um die richtige Behandlung von erhöhten Triglyceridwerten im Blut und um neueste Forschungen zu Erkrankungen des Herzmuskels. Bis im Frühjahr 2020 eine Überraschung kam: ein Artikel über die Apple Watch. Fünf Mediziner der Universität Mainz berichteten von einem erstaunlichen Fall: Offenbar hatte die Smartwatch aus Kalifornien einer Frau das

Leben gerettet, denn sie entdeckte ein Problem, das professionelle EKGs in einer Klinik übersehen hatten.

Die 80-jährige Frau erschien wegen Brustschmerzen, einem unregelmäßigen Puls und Bewusstseinstrübungen in der Klinik. Das sind typische Symptome der koronaren Herzkrankheit und Vorboten eines Herzinfarkts. In der Kardiologie wurde ein 12-Kanal-EKG angefertigt, aber als unauffällig eingestuft. Als Nächstes hätte es passieren können, dass man die Patienten beruhigt, ihr Schonung verordnet und sie wieder nach Hause schickt. Die Patientin konnte jedoch die Daten der Apple Watch vorlegen, die sie immer am Handgelenk trug: Die EKG-Aufzeichnungen der App zeigten klare Senkungen der sogenannten ST-Strecke – so nennt man einen Abschnitt der EKG-Welle, währenddessen die Herzkammern vollständig erregt sind und es daher keinen Ausschlag geben sollte. Ist das doch der Fall, wie bei dieser Patientin, deutet das auf eine schwere und akute Herzdurchblutungsstörung hin.

Nur aufgrund dieser Daten wurde die Frau mit einem Herzkatheter untersucht. Dabei fiel eine schwere koronare Herzkrankheit auf, die leicht zum Herzinfarkt hätte führen können. Einige ihrer Herzkranzgefäße waren fast verschlossen. Sie wurden mit Ballons gedehnt und mit Stents versehen, und die Patientin konnte die Klinik am nächsten Tag schon wieder verlassen.

Es war schon bekannt, dass Smart-Uhren Herzrhythmusstörungen wie das Vorhofflimmern erkennen können. Nun aber war klar, dass sie noch nützlicher sind als bisher angenommen. Dass sie womöglich auch die Myokardischämie erkennen, die Unterversorgung des Herzmuskels mit Blut. Die Autoren der Studie schlossen mit einem Gag: »An apple a day may keep myocardial infarction away«. Myocardial infarction heißt Herzinfarkt.

Es gibt übrigens eigentlich keinen Grund, speziell für die Firma mit dem Apfel zu werben – auch andere Smartwatches, die an die diagnostische Güte von streng regulierten Medizinprodukten heranreichen, können das. Mittlerweile schauen sogar die größten Medizintechnik-Konzerne mithilfe von erfahrenen Data Scientists sehr genau nach den neuesten Geräten, die von medizinischen Laien auf den Markt gebracht werden.

Ich nenne das, was diese neuen Geräte können, gern »alltagsnahe Sensorik«. Das Wort »Sensorik« kommt von *Sensorium*, einem Sammelbegriff für unsere Sinne. Computer haben schon zwei unserer Sinne erschlossen – und das ist für uns auch ganz alltäglich und selbstverständlich. KIs können heute nämlich schon hören (denken Sie an Alexa und Siri) und sehen (sonst wären autonomes Fahren und Gesichtserkennung nicht möglich und genauso wenig die Google-Bildersuche rückwärts, bei der man ein Bild hochlädt und dann Internetseiten genannt bekommt, auf denen dieses oder ein sehr ähnliches vorkommt).

Als Nächstes werden künstliche Intelligenzen riechen lernen, also: die Luft analysieren, etwa die Atemluft. Oder über Ultraschall oder Radar verfügen. Über diese neue Sensorik werden Daten produziert. Oft sind es Bilder, etwa Scans von bestimmten Bereichen des Körpers oder der Organe. Die intelligenten Programme finden darauf Dinge durch Mustererkennung. Das bedeutet, sie können in einer Datenmenge – und nichts anderes ist ein Bild – Regelmäßigkeiten erkennen und Abweichungen von diesen Regeln identifizieren.

Es geht also um zwei Themen. Das erste ist: Was können wir messen? Blutwerte, CT-Bilder (die die Dichte von Gewebe darstellen), MRT, EKG, Puls, Körpertemperatur und vieles mehr. Das nennen wir in der Fachsprache die verschiedenen »Modalitäten«.

Deswegen heißt die Zusammenschau von mehreren Datenquellen auch »multimodale Analyse«. Sie ist der große Traum der meisten, die gerade an KI in der Medizin arbeiten. Dazu entwickeln wir die verschiedenen Modalitäten und versuchen, unsere Möglichkeiten sogar über die menschlichen Sinne hinaus zu erweitern.

Das zweite Thema ist: Wie können wir messen? Und auf welchen bisher unüblichen Wegen können wir diese Daten gewinnen, mobil und zu Hause einsetzbar? Es geht dabei nicht darum, den Kliniken das Wasser abzugraben. Manches wird nicht ersetzt werden können, so wird es ein CT nicht so bald im Taschenformat geben. Anderes können auch die genannten Minigeräte leisten. Und das wird unsere Art verändern, wie wir behandeln.

Die erste Sensorik, die wir entwickelt haben, orientierte sich aber an unseren Sinnen. Bei Kameras und Mikrofonen liegt das auf der Hand. Nur für Geruch hatten wir so etwas lange nicht. Abgesehen von simplen Geräten wie den Rauchmeldern, die wir alle in der Wohnung haben, oder von den Alkoholtestern der Polizei, bei denen es verschiedene Messmethoden gibt. Viele funktionieren über Chemikalien am Ende des Blasrohrs und müssen daher immer wieder ausgetauscht werden. Außerdem: Bei einem Alkoholtest muss man nur Alkohol messen und sonst nichts. Wenn es um Krebs geht, muss man viel mehr messen und die Ergebnisse dann auch noch in Beziehung zueinander bringen. Und es geht um viel geringere Konzentrationen als beim Alkohol, eher um den ppb-Bereich »particles per billion«.

Warum wir Lungenkrebs so oft übersehen und was das mit künstlichen Nasen zu tun hat

Eigentlich gilt es, bevor wir über die rasante Entwicklung von medizinisch relevanten Kleingeräten sprechen, erst noch eine Frage zu klären: Wozu das alles? Um diese Frage zu beantworten, sollten wir uns am Beispiel einer Krankheit vor Augen führen, wie es bisher läuft: Nehmen wir an, ich bin Stationsarzt und bekomme einen Patienten mit hohem Lungenkrebsrisiko. Er hat lange und viel geraucht und er ist über 60. Es besteht der Verdacht auf Lungenkrebs, deshalb hat sein Hausarzt den Mann ins Krankenhaus geschickt. In den USA schreiben die Richtlinien nun vor, ein CT zu erstellen. Das gilt immer, wenn jemand ein Hochrisikopatient ist und ein bestimmtes Alter erreicht hat. Wir wissen aber auch, dass das in den USA im Durchschnitt nur etwa ein Sechstel der Menschen dann auch wirklich machen lassen. Diese Zahl ist viel zu niedrig und dokumentiert eigentlich ein Screening-Versagen. Es liegt sicherlich am Unwillen mancher Leute, die Wahrheit über ihre Gesundheit zu erfahren, aber auch daran, dass CTs nicht überall verfügbar sind, man weit fahren, sich dafür freinehmen und vielleicht dafür selbst zahlen muss.

In Europa handeln wir in einer solchen Situation anders. Wir versuchen eher, ein CT zu vermeiden, weil es mit einer relativ hohen Strahlenbelastung für diese Risikopatienten verbunden ist. Außerdem gibt es immer einen nennenswerten Anteil an falsch-positiven und falsch-negativen Diagnosen. Nehmen wir an, ich mache bei dem besagten Patienten aus unserem Beispiel doch ein CT. Wenn ich dann einen CT-Befund habe, möchte ich diesen weiter »abklären«, wie wir in der Medizin sagen: Das CT zeigt einen unklaren Rundherd. Genau dort würde man eine Punktion ansetzen, wenn man diesen vermeintlichen Herd bronchoskopisch erreichen kann,

was nicht immer der Fall ist. Gelingt es, kann mir eine Bronchoskopie mehr Sicherheit bei meiner Diagnose verschaffen.

Das Problem: Etwa ein Fünftel der Lungenkrebspatienten rauchen
nicht und sind keine Risikopatienten. Bei ihnen deutet nichts auf
den Krebs hin, und wir entdecken ihn oft erst, wenn es zu spät ist.
Beim Lungenkrebs stehen wir in Sachen Diagnose insgesamt also
nicht sehr gut da. Was wäre, wenn ich als Arzt sagen könnte: »Pusten Sie bitte hier in dieses intelligente Analysegerät hinein«, und
nur eine oder zwei Minuten später könnte ich mir schon eine Meinung bilden und weitere, ganz gezielte Diagnostik anordnen. Ein
breiteres Screening könnte nach US-Einschätzungen rund 17 Prozent der Risikopatienten den Tod durch Lungenkrebs ersparen.

Das Gerät, in das der Patient hineinblasen würde, analysiert dessen
Atemluft daraufhin, ob bestimmte Moleküle vorhanden sind. Es
ist also eine riechende Maschine. Die technologische Entwicklung
der Medizin erschließt uns damit gerade einen weiteren Sinn, der
bisher außen vor bleiben musste. In der Medizin wurde die Nase
schon immer mit eingesetzt. Das betrifft nicht nur die Traditionelle Chinesische Medizin, in der auch der Geruch (des Atems, der
Haut, des Schweißes) eine Rolle bei der Diagnose spielt, sondern
das kennen wir auch in der westlichen Welt. Dass die Atemluft etwas über unser Wohlbefinden aussagt, ist auch hier seit Jahrhun-
derten bekannt. Etwa in der Galen-Medizin, die auf den frühmittel-
alterlichen Arzt Galenus zurückgeht. Wenn unser Körper Fett statt
Kohlenhydrate verstoffwechselt, kann man die dabei entstehenden
Ketone als süßlich-saure Abbauprodukte in der Atemluft riechen.
Zum Beispiel bei Diabetikern.

Wenn nun Maschinen das Riechen lernen, ist das für die Medizin
ein ganz besonders großer Fortschritt. Denn die Luft ist reich an

Daten, die uns bisher nicht zugänglich waren. Der Atem des Menschen enthält mehr als 1000 Moleküle, und ich sage gern: Atemzüge sind auch Daten! Jetzt können kluge Sensoren und Programme diese Daten endlich auch analysieren. Mein eigenes Start-up ist in diesem Bereich aktiv und arbeitet an einem Messgerät, in das Patienten hineinblasen und das mit Laser die hindurchströmende Luft untersucht. Es gibt ein paar andere ähnliche Projekte, darunter einige, die in diesem Bereich schon viel leisten. Die »E-Nose« erkennt zum Beispiel im experimentellen Einsatz schon jetzt die Methicillin-resistenten Varianten des Staphylococcus aureus.

Im Bereich der riechenden Maschinen gibt es derzeit verschiedene Typen von Sensoren. Einige davon arbeiten mit Metallzungen, die auf ganz bestimmte Anionen und Kationen reagieren. Wenn bestimmte Moleküle auf den Sensor treffen, fließt Strom, und das Gerät »springt an«. (Oder genauer gesagt: Der elektrochemische Sensor misst Stromflussänderungen, die durch Reduktion oder Oxidation von bestimmten Molekülen an der Elektrodenoberfläche erzeugt werden.) Ein Sensortyp kann die Luft so auf eine bestimmte Anzahl von Molekülen prüfen, derzeit sind das meist nicht mehr als zwölf. Und dann gibt es noch die optische Analyse – in Falle meines Unternehmens die sogenannte »Tunable Diode Laser Absorption Spectroscopy« (TDLAS). Übersetzt heißt das etwa »Abstimmbare Diodenlaser-Absorptionsspektroskopie«. Die Laser messen im Luftstrom, ob bestimmte Moleküle vorkommen – sie tun damit also genau das, was auch beim Riechen passiert.

Denken Sie zum Vergleich einmal an Spürhunde. Hunde haben einen hoch entwickelten Geruchssinn. Damit werden sie in der Schädlingsbekämpfung eingesetzt, bei der Erkennung von Krankheiten, bei der Suche nach Sprengstoff und Drogen oder bei der Erkennung von verfallener Nahrung. Spürhunde sind einzigartig.

Aber wenn wir einmal die Sprache der Wirtschaft anwenden: Das Wachstum dieses Feldes ist für Spürhunde begrenzt. Es wird nicht so weit kommen, dass jede Ärztin und jeder Arzt einen Hund neben sich sitzen hat. Hunde müssen schlafen, fressen, brauchen regelmäßig Bewegung und müssen erst aufwendig ausgebildet werden. Und manche Menschen haben Angst vor Hunden. Wie wäre es, wenn wir die Hunde entlasten und das, was sie tun, zum Teil mithilfe von Sensoren schaffen würden?

Der Nutzen wäre immens. Man könnte mit solchen Sensoren beispielsweise den richtigen Moment finden, um bei Tuberkulose die Antibiotika abzusetzen. Das wird in der Forschung diskutiert, und es wäre ein echter Fortschritt, denn diesen Moment zu bestimmen, ist bisher ein Problem. Man will in bestimmten kritischen Fällen die Leber nicht weiter belasten und die Behandlung verkürzen, aber die Bakterien müssen andererseits vollständig bekämpft sein. Ein entsprechendes Gerät könnte das herausfinden.

Oder: Bei einer denkbaren nächsten Pandemie würden wir mit Atemluft-Analyse auf Infektionen testen, ohne viel Papierkram. Riechende Maschinen brauchen eine Minute für die Diagnose, das könnte die Wartezimmer in Krankenhäusern und Arztpraxen entlasten, wo die Menschen sich gegenseitig anstecken. Das Testgerät würde die Ergebnisse mit einer Standortmarkierung an die zentrale Datenbank übermitteln, wo gerade ein Infekt festgestellt wurde. Das würde alles innerhalb von wenigen Minuten geschehen und Ausbrüche wären sofort bekannt.

Man könnte solche modernen Messgeräte auch an Drohnen montieren, um Giftgase in der Luft zu erkennen, geschmuggelte Menschen oder Tiere in Hafencontainern zu finden oder Sprengsätze zu erkennen etc. Alles, was sonst so nur ein trainierter Spürhund kann. Und Autos könnten riechen, ob man betrunken ist, wenn man sich ans Steuer setzt.

Daten im Atem

Der Atem ist ein Indikator dafür, wie es einem Menschen geht und was in seinem Körper los ist. Die Atemdiagnose ergibt für mich deshalb besonders viel Sinn. Auch, weil ich in der Lungenheilkunde gearbeitet und dort viel Erfahrung als Stationsarzt gesammelt habe. Verschiedene Krankheiten können allerdings ähnliche Veränderungen des Atems verursachen. Und die Ernährung kann die chemischen Stoffe, die jemand ausatmet, beeinflussen, ebenso wie Rauchen und Alkoholkonsum, was die Erkennung von Krankheiten erschweren kann.

Künftig werden wir mit den Daten aus der Atemluft nicht nur akute Erkrankungen feststellen, sondern auch mehr prognostizieren können: Was für Krankheiten stehen diesem Menschen bevor? Welchen Risiken ist er ausgesetzt? Atemgeräte werden überall verfügbar und sehr nützlich sein.

Bisher sind fast alle Geräte aus diesem Bereich Prototypen, und manche treffen bei ihren Prognosen nur mit einer Wahrscheinlichkeit von etwa 75 Prozent ins Schwarze. Außerdem haben wir derzeit für vieles noch keinen Standard der Messung gefunden. Es gibt Stoffe, die besonders stark an Blut gebunden sind, und das hat einen Einfluss auf Messwerte: Wenn jemand liegt, ist das Blut anders im Körper verteilt als im Stehen. Dann wird auch ein größerer Teil der Lunge durchblutet, vor allem der obere. Das führt dazu, dass die Messwerte sich verändern, denn die an Blut gebundenen Stoffe werden bei Liegenden auch stärker in der Lunge in Gase ausgetauscht. Nun liegen aber vor allem die Menschen, denen es schlechter geht.

Beim Messen könnten wir also vermuten: Der Wert X steigt, wenn die Krankheit fortschreitet und es den Menschen schlechter geht. Tatsächlich ist das aber nur ein Messfehler aufgrund der Körperhaltung. Solche Faktoren müssen wir beachten und unsere Standards noch weiterentwickeln.

Abgesehen von solchen überwindbaren Hürden gilt beim sogenannten »Machine Learning« (der Form von KI, über die wir hier meist reden): je mehr Daten, desto besser. Jedenfalls gilt das am Anfang und solange wir noch nicht wissen, welche Daten wir für eine bestimmte Diagnose brauchen. Man könnte alles, was man über einen Fall hat, gesammelt in ein KI-Programm einspeisen: das Röntgenbild, die Laser-Luftanalyse und vielleicht auch noch die elektrochemische Luftanalyse. Wenn man solche Daten zusammenlegt und ein intelligentes Programm mit allem füttert, kann dessen Prognose immer besser werden. Diese Technik nennt sich »multimodales Machine Learning«. Was sie alles kann, wissen wir noch nicht genau. Es wäre für uns Menschen auch kaum noch nachvollziehbar. Das liegt in der Natur der neuronalen Netze begründet und gilt für alle Programme dieser Art – auch Siri, mit der Hunderttausende jeden Tag sprechen, ist eine sogenannte Black Box. Was genau innen abläuft, kann man nicht erfassen. Klar ist aber: Ein Diagnose-Programm der Zukunft könnte Erstaunliches leisten – Dinge, von denen wir heute nur träumen.

Deutsche Investoren mögen Medizintechnik und Hardware nicht allzu gern. Es dauert vielen von ihnen einfach zu lange, bis sie damit Geld verdienen. Immerhin müssen die diagnostischen Geräte entwickelt und an großen und möglichst diversen Gruppen von Menschen getestet werden, die Software muss geschrieben und immer wieder umgeschrieben werden. Dabei können Jahre vergehen. Doch das, was dann am längsten dauert, ist der Kampf mit der Regulation.

Jedes Gerät und jede Software müssen während der Entwicklung immer wieder verbessert werden. Aber in vielen Fällen ist jede Veränderung genehmigungspflichtig. Dafür müssen die Entwickler mit Behörden zusammenarbeiten, die oft personell unterbesetzt sind, sodass man manchmal zwei Jahre auf eine Antwort wartet. Regulatorik ist dazu da, um Sicherheit zu schaffen – das wollen auch die Entwickler. Aber es dauert teilweise so lange, dass andere Länder uns überholen oder dass deutsche Start-ups auswandern.

Wie wir immer neue Datenquellen heranziehen und unsere Diagnostik auf ganz neue Levels heben

Es gibt noch viele andere Anwendungsfälle, in denen wir Daten kombinieren müssen und erst dadurch weiterkommen. Nehmen wir an, eine Frau hat Husten mit Auswurf und Fieber. Das klingt für mich als Arzt nach einer Lungenentzündung. Mit diesem »medizinischen Bauchgefühl« liege ich erfahrungsgemäß in geschätzt 60 Prozent der Fälle schon richtig. Also schicke ich die Patientin zum Röntgen. Das Röntgenbild kommt, und ich sehe darauf das typische sogenannte »Infiltrat«, das ist flüssige Substanz, die ins Gewebe eingedrungen ist und dort nicht sein sollte. Jetzt würde ich die Sicherheit meiner Diagnose schon auf 75 Prozent schätzen. Das ist nun meine »Post-Test-Wahrscheinlichkeit«. So wird eine Anfangsannahme durch das Hinzuziehen weiterer Daten gefestigt oder wieder zurückgezogen. Die Zahlen sind nur Richtwerte zur Illustration meines Gefühls.

Aber die Studienlage sagt Ähnliches: Nach einer ersten klinischen Untersuchung wurde in einer Studie zur Lungenentzündung eine Diagnosesicherheit von 47 bis 69 Prozent ermittelt. Bezog die Diagnose sich auf das Röntgenbild, betrug diese Treffsicherheit (die sogenannte »Sensitivität«) 32 bis 77 Prozent. Das ist eine große Spanne.

Eigentlich zu ungenau und zu niedrig. Aber wenn man die Untersuchung und das Röntgen zusammenführt, steigt die Wahrscheinlichkeit einer richtigen Diagnose. Und, wie in meinem oben genannten Beispiel, kommen im letzten Schritt noch die Laborwerte dazu. Da zeigt sich: Die Entzündungsparameter sind erhöht. Am Ende des Prozesses bin ich damit so weit, dass der Fall für mich klar genug ist: Es ist eine Lungenentzündung. Die Lungenentzündung ist dabei noch verhältnismäßig leicht zu diagnostizieren – und wird trotzdem oft zu spät erkannt und behandelt, teils mit tödlichen Folgen.

Was aber, wenn es um eine seltene Erkrankung geht? »Selten« wird definiert als: Es gibt weniger als einen Fall pro 2000 Menschen. (Aber einer Studie von 2019 zufolge leiden 3,5 bis 5,9 Prozent der Weltbevölkerung an einer seltenen Krankheit.) Womöglich kann ich die Symptome dann zunächst gar nicht zuordnen, schaffe es nicht einmal bis zu einer Grund-Hypothese. Im Durchschnitt erhalten Patienten, die von einer seltenen Krankheit betroffen sind, drei Fehldiagnosen und sehen fünf Ärzte, bevor sie endlich die richtige Diagnose bekommen. In der Zwischenzeit leiden viele – laut einer britischen Studie sogar 90 Prozent – an hohem Stress, Angstzuständen oder Depression bis hin zu Selbstmordgedanken.

Jetzt kommen die messenden Maschinen, wie die bereits erwähnte Smartwatch, ins Spiel: Die Zukunft sieht so aus, dass wir verschiedene Daten zusammenführen. Alle Daten, die wir haben. In der Medizin und in der Data Science nennen wir diese Datenquellen auch die »Modalitäten«: das EKG ist eine Modalität, Blutwerte sind eine, die CT ist eine und so weiter. Ein Computer soll uns die Diagnose nicht abnehmen, aber uns bei dem unterstützen, was wir Menschen eben weniger gut können. Computer sind viel besser darin, komplexe, nichtlineare Zusammenhänge zu verstehen.

Menschen können das in gewissen Grenzen auch – das nennen wir dann »Intuition«. Sie ist in der Medizin jedoch hoch umstritten. Einige schwören auf die ärztliche Intuition, andere verteufeln sie. Ich bin der Überzeugung, dass Intuition ein wichtiger Baustein unserer Arbeit ist, sie muss aber durch Begründungen und Daten untermauert werden. Die Intuition lässt sich eben schwer formalisieren oder prüfen. Oft liegt sie auch falsch. Und am Anfang, als junger Arzt, hatte ich auch einfach noch keine gute Intuition. Maschinen können diese Prozesse stabilisieren. Sie können mit Deep Learning mehr aus den Daten rausholen, zusammenführen und daraus genauere Schlüsse ziehen.

Sie können auf diesem Weg auch dabei helfen zu planen, welche Tests man anordnet. Vielleicht kann man sich eine Blutentnahme sparen, weil das Programm schon sieht, dass es durch die zusätzlichen Informationen eines Bluttests der richtigen Diagnose nicht näher kommen kann. Und wenn das Programm sieht, dass eine Computer-Tomografie nichts bringen würde, sondert es gleich eine vermeidbare Überdiagnostik aus, spart mehrere Hundert Euro und vermeidet die Strahlenbelastung für den Patienten.

Die Beispiele CT und Blutabnahme sind dabei nur Standardmethoden, die wir schon seit Jahrzehnten kennen und gut beherrschen. Bald aber werden auch die Daten der neuen kleinen Medizingeräte dazukommen, die gerade in Hunderten von Start-ups und Entwicklungsabteilungen entstehen. Übrigens nicht nur Medizinprodukte. Die meisten Fitnessbänder, computerisierten Waagen oder auch die neuen Smart-Ringe, die am Finger verschiedene Werte messen, haben alle keine Zulassung als Medizinprodukt. Trotzdem schauen wir von ärztlicher Seite immer mehr auch diese digitalen Datenträger an und prüfen, inwiefern sie uns nützliche Informationen liefern können. Die Hersteller testen diese Produkte und vergleichen ihre

Ergebnisse mit denen von Medizinprodukten. Und viele dieser von den einfachen Produkten generierten Daten sind gut genug, um diagnostischen Wert zu haben oder zumindest Anregungen zu geben.

Was alles möglich ist und demnächst möglich sein wird, ist noch gar nicht überschaubar, vor allem nicht für Laien. Manches davon klingt abenteuerlich, ist aber technisch schon heute gar kein Problem mehr oder wird es in absehbarer Zeit sein. Novartis wollte beispielsweise mit Google eine smarte Kontaktlinse entwickeln, die den Blutzuckerspiegel von Diabetikern überwacht. Das wurde eingestellt, weil es zunächst nicht funktionierte – aber es ist grundsätzlich möglich, am Auge zu messen. Solche Linsen sind also denkbar, wenn die Technik weiter voranschreitet. Auch ein Start-up, das Langzeit-Blutdruckmessungen am Ohr durchführen wollte, ist damit zunächst gescheitert. Allerdings schläft der Markt auch in diesem Feld nicht – und es gibt inzwischen Ringe, die recht gut den Blutdruck erfassen können.

Natürlich werden auch Großgeräte immer besser. Ein MRT oder ein CT können heute viel mehr als noch vor einigen Jahren. Das deutsche Unternehmen Siemens Healthineers hat das »photonenzählende« CT erfunden, das einen ganzen Umwandlungsschritt einspart. Bisher wurden Röntgenstrahlen erst in Licht und dann in ein elektrisches Signal umgewandelt. Ohne jetzt in die komplexen Details der Technologie einsteigen zu wollen: Die Ergebnisse sind viel genauer als bei herkömmlichen Geräten. Diese Technik wird so bald nicht durch kleine mobile Apparate zu ersetzen sein.

Es gibt aber derzeit eine Flut von neuen kleinen Geräten, die neue Dinge ermöglichen und uns in der nächsten Zeit noch viele aufregende Überraschungen bringen werden. Sie können die Menschen einerseits zu Hause analysieren und andererseits in den Kliniken dafür sorgen, dass wir nicht mehr so sehr von großen, zentralen Apparaten abhängig sind. Die Daten der Großgeräte bleiben, aber sie werden ergänzt durch kompaktere Messgeräte, die Vorwarnungen geben können, Langzeitmessungen protokollieren und neue Diagnostik anstoßen können. Wir werden diese Gesundheitsdaten alle zusammenführen und von intelligenten Systemen kontinuierlich auswerten lassen.

Im Grunde brechen wir damit aus der traditionellen Gesundheitsversorgung aus. Ich verwende auch den Begriff »Patient« immer weniger, und er wird nach und nach verschwinden. Denn wir behandeln in Zukunft nicht mehr nur die, die das System gerade als »Kranke« einstuft, sondern einfach Menschen – vorsorgend, nachsorgend, begleitend, Leiden vermeidend. Laut einer WHO-Definition ist Gesundheit gegeben, wenn eine Person »sich in den physischen, psychischen und sozialen Bereichen ihrer Entwicklung im Einklang mit den eigenen Möglichkeiten und Zielvorstellungen und den jeweils gegebenen äußeren Lebensbedingungen befindet«. Das ist einerseits sehr schwammig, und andererseits klingt da ein Idealbild an, das praktisch niemand erreicht, jedenfalls nicht dauerhaft. Wir sind nie komplett gesund, oft ist noch etwas zu optimieren. Rückenschmerzen, Haarausfall, Schlaflosigkeit, Erektionsstörungen – wer hat nicht gelegentlich eines der vielen Probleme, die zwar nicht zu einer Krankschreibung führen, für die wir uns aber sehr wohl eine Besserung wünschen?

Die Revolution der kleinen Geräte

Noch ein Beispiel, das mit dem Auge zu tun hat, aber auf ganz andere Art: »EyeNetra« ist etwa so groß wie ein kleiner, auseinandergeklappter Werkzeugkasten und wird mit der Kamera des Smartphones verbunden. Es kann die Brechungsfehler des Auges messen und akkurat alle nötigen Werte für eine Brille ausspucken. Die Apparatur kostet zwar unter 3000 Dollar, bisher brauchte man dafür allerdings zusätzlich einen sogenannten »Autorefraktometer«, ein Gerät, das je nach Fabrikat mindestens so groß wie eine wuchtige Kaffeemaschine ist und auch recht teuer.

Aber es geht nicht immer nur um ein bestimmtes Gerät. Es geht auch um neue smarte Lösungen, die möglich werden. So analysiert der Dienst »Zoe«, den der Londoner Genetik-Professor Tim Spector gegründet hat, bei seinen Kunden das Mikrobiom, also die Darmbakterien, kombiniert das Ergebnis mit Bluttests, den Nahrungsprotokollen der Nutzer und einer kontinuierlichen Blutzuckerüberwachung. Die Nutzer tragen zwei Wochen lang das Glukose-Messgerät am Arm, schicken Stuhl- und Blutproben ein und essen an einem Tag nur fünf Muffins mit speziellen Inhaltsstoffen, damit die App ihre Blutfett- und Zuckerwerte mit denen Tausender anderer Nutzer vergleichen kann. Das ist eine genaue Stoffwechselanalyse, die so von Kliniken überhaupt nicht standardmäßig angeboten wird, und sie ist auch noch von zu Hause aus durchführbar. »Zoe« hilft damit Menschen, die für sie ideale Ernährung zu finden.

Für Geräte wie den Blutzucker-Sensor, aber auch für Trainingsarmbänder, Smartwatches oder Brustgurte mit Pulsmesser und Ähnliches hat sich der Name »Wearables« durchgesetzt. Das heißt übersetzt so viel wie »Tragbare«, und sie gehören schon zu unserem Alltag. Inzwischen arbeiten Medizin-Start-ups bereits an »Ingestibles«, was man mit »Verdauliche« übersetzen kann. Das sind winzige Geräte, die man wie eine Pille herunterschluckt. Sie sind batterielos, sie ziehen ihre Energie aus der Magensäure und messen im Körper bestimmte Werte. Wir sprechen in der Forschung auch schon von Implantables, Nearables und Embeddables. Also von winzigen technischen Geräten, die unter die Haut eingesetzt werden oder die etwas messen, wenn man an ihnen vorbeigeht.

Je mehr davon im Alltag realisierbar ist, umso größer wird die Entlastung in den Krankenhäusern. Momentan finden wir es faszinierend, was maschinelles Lernen alles schon leisten kann. Es gibt sogar schon Apps, die Krankheiten an der Stimme des Patienten erkennen wollen, von Depression bis ADHS. Und es gibt die Hoffnung, dass man Corona am Hustengeräusch eines Menschen erkennen kann.

Das alles ist für sich genommen großartig, aber was Maschinen noch nicht können, ist, diese verschiedenen Sinne zu integrieren. Das wird der nächste Schritt sein. Es gibt schon erste Beispiele, wie ein Programm die Gefühlslage eines Menschen einschätzt aufgrund seines Gesichtsausdrucks kombiniert mit dem Klang seiner Stimme. Durch diese Kombination steigt die Treffsicherheit der KI.

Mehr als fünf: Computer bekommen neue Sinne

Wir Menschen haben nicht nur fünf Sinne. Denn wir können Wärme auch dann fühlen, wenn sie per Infrarot auf unsere Haut trifft, damit ist das eigentlich kein Berührungssinn. Und wir verfügen auch über die sogenannte »Propriozeption«, wenn wir beispielsweise wahrnehmen, in welchem Winkel wir unseren Arm halten oder ob wir im Gleichgewicht sind. Wir haben außerdem einen Zeitsinn. Andererseits funktionieren einige unserer Sinne nicht so fein, wie es denkbar wäre: Unser Geruchssinn kann nicht mit dem vieler Tiere mithalten. Unser Auge ist auf gewisse Kontraste, bestimmte Farben und Helligkeitsbereiche begrenzt. Bei manchen Tieren, aber auch bei manchen Präzisionskameras, geht da mehr. Und dann gibt es noch Sinne, die uns komplett fehlen: Fledermäuse haben Ultraschall. Und so weiter.

Multimodale künstliche Intelligenz ist also eine KI-Technologie, die in der Lage ist, Informationen und Daten aus verschiedenen Modalitäten oder Quellen zu verstehen, zu verarbeiten und zu kombinieren. Modalitäten sind die verschiedenen Arten von Daten oder Informationen, die aus unterschiedlichen Quellen stammen können, wie Text, Bild, Ton, Video und mehr.

Ein Scan der menschlichen Netzhaut zum Beispiel kann Informationen liefern, die Menschen dem Auge einfach nicht ansehen können. Darunter Blutdruck, Blutzucker, ein mögliches Risiko für Parkinson oder Alzheimer, Nieren-, Leber- und Gallen-Erkrankungen, Malaria und die Wahrscheinlichkeit von Herzinfarkt und Schlaganfall. Auch dass sich an einem EKG ablesen lässt, wie alt jemand ist, ob Mann oder Frau, ob eine Anämie vorliegt oder ein Diabetes- oder Schlaganfallrisiko besteht, hätten wir uns noch vor einigen Jahren nicht träumen lassen. Künstliche Intelligenzen haben es entdeckt. Eine große Veränderung liegt vor uns, weil Maschinen darüber hinausgehen werden, einfach nur ein Bild zu analysieren.

Wir stellen uns die denkenden Maschinen der Zukunft bisher meist in ganz bestimmten Bildern vor. Wir denken dabei an den Terminator, der aussieht wie ein Mensch, nur besonders furchteinflößend ist. Oder an R2D2 und C3PO aus Star Wars. Wenn es um Sensorik geht, sollte man aber bedenken: Das Ziel ist gar nicht, den Menschen nachzubilden. Es geht nicht darum, dass wir unsere Sinne technisch genau rekreieren und eine Maschine entwickeln, die ungefähr wie ein Mensch funktioniert. Das wäre eine unsinnige Beschränkung. Man sollte vielmehr Maschinen bauen, die mit ganz anderen Sinnen ausgestattet sind als wir Menschen, also mit Radioaktivitätsmessung, Radar, Sonar, Magnetfeldmessung und vielen anderen. Wir brauchen medizinische Super-Roboter, die auf vollkommen neue Art genau das erfassen, worauf es ankommt.

Sie müssen nicht einmal der Beschränkung unterliegen, dass man zu einer bestimmten Zeit nur an einem Ort sein kann. Vielleicht ist das zentrale Gehirn der Medizin-Maschinen an einem ganz anderen Ort als sie selbst, möglicherweise in der Cloud oder auf einem Server auf einem anderen Kontinent, falls das aus irgendwelchen Gründen besser ist. Vielleicht lernt die KI dort gerade von neuen Therapieansätzen aus den USA, erlaubt uns in Europa aber umgehend, davon zu profitieren. Das alles ist Fantasie und Spekulation, bisher noch Science-Fiction. Wichtig ist dabei nur: Wir müssen nicht mehr im Rahmen unserer menschlichen Beschränkungen denken. Alles ist möglich! Das ist eine gute Anfangshypothese, wenn wir eine bessere und zugleich menschlichere Medizin aufbauen wollen.

DATENSCHUTZ UND ANDERE BEDENKEN – WO WIR AUFPASSEN MÜSSEN UND WO NICHT

Niemand will, dass die eigenen Medizindaten in falsche Hände geraten. Deswegen steht und fällt alles mit einem guten Datenschutz. Und niemand will sich völlig einem unheimlichen KI-Programm ausliefern. Deswegen haben viele Menschen heute Bedenken gegenüber der Digitalisierung der Medizin. Aber es gibt auf beides Antworten.

Die größte Sorge der Deutschen ist der Datenschutz, wenn es um Digitalisierung und Internet geht. Viele fühlen sich nicht sicher im virtuellen Raum. Wir sind aber auch vorsichtiger als andere. Laut einer Studie der Gesellschaft für Konsumforschung sorgen sich 70 Prozent um den Schutz ihrer persönlichen Daten im Internet. Das Gefühl, dass die Daten sicher sind, wird auch durch immer neue Skandale erschüttert: Ende 2023 verlor das kalifornische Unternehmen 23andME die Daten von sieben Millionen Kunden.

Hacker hatten das gestohlen, was keiner freigeben will: die eigene DNS. Bei solchen Katastrophen fragen sich viele: »Wenn Riesen wie Google oder Facebook meine persönlichen Informationen nicht vor Diebstahl schützen können, könnte dann nicht auch jemand medizinische Informationen über mich aus meinem Krankenhaus oder aus meiner elektronischen Patientenakte klauen?« Ein Partner oder Ex-Partner, der Arbeitgeber, der Nachbar, kriminelle Organisationen? In einer Karikatur, die im Internet kursiert, kommt jemand nach seinem Tod in den Himmel. Petrus sitzt in den Wolken an einem imposanten Schreibtisch vor einem Bildschirm und sagt: »Wir haben uns mal einen Einblick in die Cloud verschafft. Das sieht nicht gut aus, was du da gespeichert hast.«

Die größte Sorge der deutschen Medizintechnik-Unternehmer ist auch der Datenschutz. Nur andersherum: Viele von ihnen fühlen sich vom Datenschutz behindert. In einem Medizin-Podcast wurde der Arzt, Unternehmensgründer und Hochschullehrer Joshua Gawlitza gefragt, wie er zu Datenschutz und Regulierung in Deutschland steht. Er sagte, ohne zu überlegen: »Das ist ehrlich gesagt ein Problem, das Deutschland auch zurückwirft, international.«

Diese beiden Positionen wirken wie unversöhnliche Gegensätze, aber eigentlich sind sie das gar nicht. Es gibt kluge Lösungen, um dem Sicherheitsbedürfnis der Menschen gerecht zu werden und trotzdem den intelligenten Programmen genug Futter zu geben, damit sie lernen und uns wirklich helfen können.

Das Banale zuerst: Wer zu einem Arzt geht, vielleicht zu einem Facharzt, gibt vorher die Daten aus seiner Akte frei, die dafür nötig sind. Das kann man natürlich steuern. Wer mein Knie röntgen soll, muss nicht wissen, dass ich vor Jahren eine Depression hatte.

Aber was ist mit den lernenden Systemen, von denen hier oft die Rede war? Damit die intelligenten Programme bei einer einzelnen Person etwas entdecken können, müssen sie vorher bei vielen anderen trainiert worden sein. Dann kann es so laufen wie in der folgenden wahren Geschichte, die Ende 2023 durch medizinische Magazine ging: Ein Arzt bemerkte, dass er Schwierigkeiten hatte mit dem Sprechen. Er fuhr sofort zu einem Krankenhaus, um einen CT-Scan machen zu lassen. Das Bild ging an ein Radiologie-Unternehmen, wo ein KI-Programm einen Alarm auslöste, denn dieses erkannte das Gerinnsel im Gehirn des Arztes sofort. Der Mann wurde mit dieser Information anschließend erfolgreich behandelt.

Auch ein Mensch, vor allem mit der Fachausbildung Radiologie, hätte das Problem wahrscheinlich erkannt. Aber es muss erst mal jemand verfügbar sein. Vielleicht ist es Nacht oder es ist nur ein junger Assistenzarzt da. Dem hilft die schnelle Unterstützung der Maschine. So etwas ist aber nur möglich, wenn das Programm vorher mit sehr vielen Bildern trainiert worden ist. Und das wäre nicht möglich gewesen, wenn alle Patienten ihre Scans zurückhalten. Unsere Aufgabe ist also: Erzeugt ein Bewusstsein dafür, dass Daten auch für die Allgemeinheit nutzbar werden sollten.

Ein guter Weg, die Privatsphäre der Patienten trotzdem aufrechtzuerhalten, ist das sogenannte »föderale Lernen« (meist englisch gebraucht als »Federated Learning»). Das ist eine kollaborative Technik aus dem Machine Learning und funktioniert etwa so: Ein sogenanntes Modell, also etwa die Mustererkennung beim Schlaganfall, wird auf mehrere Geräte verteilt trainiert – jeweils lokal und für sich abgeschlossen. Danach werden nur die Ergebnisparameter mit den anderen an dieser Aufgabe beteiligten Geräten ausgetauscht und angeglichen. Simpel gesagt heißt das: Die KI trainiert in einer sicheren, lokalen Umgebung mit Ihren Daten und gibt anschließend nur das Lernergebnis an den zentralen Computer weiter, nicht aber die Daten selbst. Aus dem Ergebnis ist nichts Persönliches mehr ablesbar.

Wer mehr geben will, kann eine sogenannte »Datenspende« erwägen. Das Wort bedeutet: Wenn ich es möchte, kann ich meine Daten freigeben für die Forschung und damit für den Nutzen der Allgemeinheit. Das ist nicht selbstverständlich, denn die persönliche Gesundheitsgeschichte ist sehr privat. Geschlechtskrankheiten sind oft stigmatisiert, chronische Erkrankungen können Krankenversicherungsbeiträge in die Höhe treiben, psychische Leiden erschweren die Jobsuche. Darum haben Menschen ein nachvollziehbares Interesse daran, ihre Gesundheitsdaten zu schützen. Allerdings kann man die Datenspende für die Zeit nach seinem Tod verfügen, ähnlich wie eine Organspende. Dann könnten die Systeme damit lernen, und nachfolgende Generationen – in bestimmten Fällen übrigens vor allem Ihre eigenen Nachkommen – könnten davon profitieren. Und wer sich schon jetzt sicher fühlt, sollte seine Daten auch sofort spenden können. Derzeit ist das allerdings oft technisch noch gar nicht möglich. Die Menschen, die ihre Daten spenden *möchten*, finden dafür in vielen Fällen gar keine sicheren Wege. Dabei sollten sie ein Recht dazu haben und für sich eine Entscheidung fällen können.

So könnte man langfristig auch denen besser helfen, die es dringend brauchen. Ich hörte Schwerkranke mehr als einmal sagen, die Sicherheit der eigenen Daten sei »nur etwas für Gesunde«. Wer nicht mehr viel zu verlieren hat, der nimmt es mit dem Schutz sensibler Daten nicht mehr so genau. Das ist kein Argument gegen die Forderungen der Datenschützer, aber es zeigt, dass man schon Unterschiede machen kann: Wenn ich eine Penicillin-Allergie hätte, würde ich mir wünschen, dass davon möglichst viele wüssten.

Bei einer Schizophrenie wäre es mir lieber, wenn sie mein Geheimnis bleibt. Wo diese Grenze gezogen werden soll, kann man den mündigen Menschen selbst überlassen – wem denn sonst. Derzeit treiben wir manche Menschen in internationale Foren, in denen sie vollkommen ungeschützt ihre ganze Krankengeschichte darbieten und auf Tipps hoffen. Solcher Wildwuchs hilft niemandem. Seine persönlichen Daten freizugeben, um Hilfe zu finden, muss wissenschaftlich-medizinisch betreut und technisch sicher sein.

Das Passwort im Krankenhaus lautet »1234«

Wie wichtig das ist, wissen alle, die schon einmal am Krankenhaus gearbeitet haben. Vordergründig machen die Führungsebenen sich dort immer große Sorgen um die Datensicherheit. Alle Daten sollen nur im Krankenhaussystem liegen, teilweise ist das sogar explizit so vorgegeben. Es darf nichts in der Cloud sein, alles muss auf den eigenen Servern liegen. Aber die dafür notwendige Sicherheit ist dann gar nicht gewährleistet. Ein Krankenhaus kann sich nicht dieselben hohen Sicherheitsstandards leisten, die ein IT-Konzern aufrechterhält, mit regelmäßigen Updates und Sicherheitstests.

Wer heute in böser Absicht durch ein Krankenhaus läuft, könnte an jeder Ecke private Daten stehlen. Die Faxgeräte, die dort überall noch benutzt werden, arbeiten zwar mit Papier – aber das scheint nur analog, in Wirklichkeit versenden sie Daten über die Leitung. Nur dass in den 1980er-Jahren, als die Fax-Technologie sich durchgesetzt hat, noch kaum jemand einen Gedanken an deren Sicherheit verschwendet hat. Faxe sind sehr unsicher und leicht angreifbar. Die Computerzeitschrift *Wired* aus San Francisco schrieb dazu: »Untersuchungen zeigen, dass Schwachstellen in dieser sehr alten Technologie ganze Unternehmensnetzwerke angreifbar machen könnten.« Faxe sind auch nicht verschlüsselt. Das niedersächsische

Oberverwaltungsgericht zweifelte deshalb in einem Urteil aus dem Jahr 2020 die Vertraulichkeit von Faxen im Sinne der EU-Datenschutz-Grundverordnung an. Trotzdem faxen wir am Krankenhaus immer noch täglich. Aber das ist nicht das einzige Problem.

Viele Geräte am Krankenhaus, auch MRT- oder CT-Scanner, sind Computer. Diese sind ab Werk mit Standardpasswörtern versehen, etwa »1111« oder »1234«. Und das wird im hektischen Klinikalltag oftmals nie geändert. Auch hier könnte jemand, der durch ein Krankenhaus schlendert und dabei vielleicht noch einen Kittel trägt, den jeder im Geschäft für Berufsbekleidung für 25 Euro kaufen kann, viel Schaden anrichten. Das Telefonieren habe ich dabei noch gar nicht erwähnt. In den ersten Absätzen von Kapitel ging es um einen Patienten, dessen medizinischen Hintergrund ich telefonisch erfragen musste. Etliche andere Fälle lagen ähnlich.

Weil wir uns am Krankenhaus so oft mit Telefonaten behelfen müssen, fragt am anderen Ende der Leitung praktisch nie jemand nach, ob ich denn überhaupt befugt bin, solche Auskünfte einzuholen. Ein Apparat mit einer Krankenhausnummer reicht aus, um fast alles über jeden Patienten zu erfahren. Wenn ich sagte: »Hier spricht Dr. Jungmann, ich bräuchte bitte für die Behandlung einige Informationen über die Patientin Helga Müller«, dann bekam ich immer alles mitgeteilt, was in der Akte stand. Bis hin zu: »Sie hat Kokain genommen und wurde mit Herzrasen nachts eingeliefert.« Wenn wir auf Visite gehen, liegen alle Patientenakten auf einem Rollwagen. Während das Team im Krankenzimmer ist, steht dieser Rollwagen unbewacht vor der Tür auf dem Flur. Dort, wo andere Patienten und Besucher herumlaufen und im Grunde jeder Zugang hat.

Das alles erwähne ich, um zu zeigen: Datenschutz ist auch in der Offline-Welt mitnichten gegeben. Man hört oft die Kritik, dass jeder Schritt zu mehr Digitalisierung unsere Daten unsicherer mache. Darauf antworte ich: Sie sind doch schon jetzt überhaupt nicht sicher. Natürlich gibt es ein großes Interesse böswilliger Hacker, eine Cloud anzugreifen, einfach weil sie leicht erreichbar ist. Allerdings vertrauen wir auch Amazon oder Google oder machen Online-Banking, und wir könnten die gleichen Sicherheitsstandards oder sogar noch höhere für eine medizinische Cloud anwenden.

Ärztinnen und Ärzte sind sehr besonnen und vorsichtig, wenn es um medizinische Fragen geht. Wir sprechen immer präzise über die Dinge. Wenn es neue Forschungsergebnisse gibt, sagen wir immer: »Die Studienlage gibt Hinweise, dass es so-und-so sein *könnte*«, wir würden niemals apodiktisch etwas als absolute Wahrheit hinstellen. Wir testen vor unseren Behandlungen, und wir sagen den Kranken ehrlich, woran sie sind und was sie erwarten dürfen.

Aber beim Thema Datenschutz tun Ärzte all das, was sie sonst verachten: Sie vertrauen auf ein falsches Gefühl von Sicherheit, besuchen keine Schulungen zum Thema und berufen sich auf Plattitüden, die nicht validiert sind.

Mein Taxi erkennt Sex – und mein kleines Medizingerät auch

Es kommt also darauf an, worum es eigentlich geht. Und es wird noch komplexer: Es gibt auch Datenschutzfragen, die bei der ständigen Erfassung unserer Vitaldaten durch Geräte eine Rolle spielen. Blutzucker-Messgeräte, die für Diabetiker heute verfügbar sind und alle paar Minuten Werte ans Handy funken, werden zurzeit immer beliebter. Auch Menschen, die ihre Fitness sehr ernst nehmen, setzen sie ein. Oder wer seine Ernährung optimieren will, kann damit schauen, wie und wann bei ihm »Glukosespitzen« entstehen, also besonders hohe Blutzuckerwerte, die man vermeiden möchte.

Ich habe auch schon mal zu Testzwecken ein solches Gerät getragen. Die Bekannte, die meine Daten anschließend ausgewertet hat, meinte dabei grinsend: »Na, hat da jemand Sex gehabt gestern Nacht?« Woher konnte sie das wissen? Das Diagramm hat es ihr verraten: Wenn der Glukosewert um zwei Uhr nachts ein wenig ansteigt und für eine bestimmte Zeit so bleibt, war das vermutlich nicht der Schokopudding, den sich manche nachts aus dem Kühlschrank holen. Der würde den Wert zwar auch ansteigen lassen, aber wahrscheinlich stärker und für eine längere Zeit. Bei meiner sexuellen Aktivität betrug die Veränderung nur eine Nuance, wenige Milligramm pro Deziliter, und aufgrund des Musters und der Dauer der Veränderung kann man dann vermuten, was hier vielleicht passiert ist. Will sagen: Die Expertin konnte das.

Das zeigt: Manchmal ahnen wir noch gar nicht, was bestimmte Daten alles aussagen können. Auch in anderen Daten wird vielleicht in der Zukunft ein geschultes menschliches oder künstliches Auge Dinge erkennen, von denen wir noch nicht wussten, dass sie drinstecken.

Diese Anekdote erinnert ein wenig an den Fall, als der Taxi-Konkurrent Uber in den USA eine Art Landkarte der One-Night-Stands veröffentlichte. Das war im Jahr 2015, bevor der Fahrdienst nach Europa kam. In den USA hatte der Dienst die Fahrgäste herausgefiltert, die eine Fahrt zwischen 22 Uhr abends und 4 Uhr morgens buchten – und dann vier bis sechs Stunden später eine Rückfahrt in einem Radius von höchstens 150 Metern anforderten. Uber selbst nannte diese Fahrten »Rides of Glory«, weil sie auf ein einmaliges sexuelles Erlebnis hindeuteten. Mithilfe dieser Daten erstellte Uber dann Karten von New York, San Francisco, Boston und anderen

Städten, in denen die Bezirke mit besonders vielen vermuteten Liebesnächten rot markiert waren. Der entsprechende Blogeintrag verschwand aber umgehend wieder – es hagelte sofort Beschwerden.

Dieses Beispiel hat zum Glück nichts mit Medizin zu tun, aber es zeigt, wie ein Programm aus scheinbar unverfänglichen Daten etwas herausfiltern kann, was besser privat bleiben sollte. Wir brauchen Gesundheitsdaten, um das System zu verbessern. Das ist heute selbst den schärfsten Kritikern klar. Als Mitte 2022 die Gesellschaft für Freiheitsrechte e.V. gegen die gesetzlich verordnete Sammlung der Gesundheitsdaten von rund 73 Millionen Deutschen klagte, ging es ihr nicht darum, das zu verhindern. Sie wollte nur, dass diese Daten gut gesichert werden.

Der Jurist des Vereins Bijan Moini sagte damals: »Niemand will Gesundheitsforschung verhindern. Aber das Gesetz sieht weder ausreichende Schutzstandards noch moderne Verschlüsselungsmethoden vor – das ist fahrlässig und gefährlich. Wenn Gesundheitsdaten einmal in falsche Hände geraten, kann das nicht mehr rückgängig gemacht werden.« Und er hatte recht damit. Die Schlamperei seitens staatlicher Institutionen ist ein großes Problem, das es nicht mehr geben sollte. Denn die Technologie ist weit genug, unsere Daten wirklich zu schützen.

Dabei sollten wir uns allerdings klarmachen, was »Schutz« sein kann und wie viel Sicherheit wir erwarten dürfen. Absolute Sicherheit gibt es nicht im Leben und in der Medizin. Jeder medizinische Eingriff kann Nebenwirkungen haben, Schäden verursachen. Es haben schon Menschen nach einer scheinbar harmlosen Bronchoskopie ihre Stimme verloren oder eine lebenslange Heiserkeit bekommen. Angenommen, jemand hat einen Bandscheibenvorfall. Dann gibt es die Option einer konservativen Behandlung mit

Schmerzmitteln und Physiotherapie. Wenn das nicht hilft, gibt es die Möglichkeit zu operieren. Der Anästhesist wird den Patienten vorher auf Risiken der OP hinweisen, die Chirurgin auch, und die Risiken sind vielfältig – Sepsis, Lähmung, allergische Reaktionen, extreme Blutungen, Infektionen, Tod. Trotzdem operieren wir, weil die Alternative ist, dass die Beschwerden nicht verschwinden.

Alles in der Medizin unterliegt einer Abwägung, auch die Datensicherheit. Es wird Hacker geben, die in eine Cloud einbrechen. Es wird Datenlecks geben. Wir werden immer weiter an der Sicherheit arbeiten müssen. Wenn wir jedoch alle Risiken absolut ausschließen wollen, dürfen wir überhaupt keine Daten teilen. Das ist ein denkbarer Standpunkt. Alle anderen, die Daten für maschinelles und menschliches Lernen bereitstellen wollen, müssen gewisse Risiken akzeptieren. So wie in allen anderen Lebensbereichen auch. Es gibt Autounfälle, trotzdem verbieten wir Autos nicht. Es gibt Unfälle mit Strom, in Deutschland jährlich etwa 40 Todesfälle, in den USA sogar 1000, trotzdem schätzen und nutzen wir überall Elektrizität. Wir brauchen dringend einen offenen Diskurs über die Nutzen-Risiko-Abwägung in der digitalen Medizin.

Die US-amerikanische Krankenhauskette InterMountain hat im Jahr 2020 damit begonnen, einen Großteil der Patienten ihres gesamten Einzugsgebiets in Utah genetisch zu testen, rund eine halbe Million Menschen. Damit will sie Krankheitsrisiken möglichst früh erkennen, aber auch genetische Besonderheiten finden, die mit bestimmten Erkrankungen in Zusammenhang stehen. Man stelle sich vor, das wäre in Deutschland passiert und ein Klinikunternehmen wie Asklepios, Helios oder die Johanniter hätte ganz Südniedersachsen testen wollen – ein lauter Aufschrei des Protestes wäre von den Medien und Bürgerinitiativen ausgegangen. Dabei hat die Aktion der Amerikaner schon nach zwei Jahren handfeste Resultate gebracht, obwohl erst von einem Teil der Patienten die Testergebnisse vorliegen. Das Forscherteam hat bereits Gene entdeckt, die bei Fettlebererkrankungen eine Rolle spielen, und andere, die den sogenannten »benignen paroxysmalen Lagerungsschwindel« verursachen, eine sehr belastende Störung des Gleichgewichtssinns.

Unsere Debatte über den Datenschutz ist manchmal auch ein symbolischer Schauplatz; sie zeigt, dass es noch viele allgemeine Bedenken bei dem Thema künstliche Intelligenz gibt. Dass irgendwo da draußen ein ChatGPT existiert, mit dem man sich scheinbar unterhalten kann, interessiert viele nicht, und deshalb nehmen sie es kaum wahr. Aber in der Medizin? Da könnte man nicht mehr ausweichen. Und wieder muss man sagen: Manche Bedenken sind absolut berechtigt. So gab es zum Beispiel schon Projekte, bei denen die KI kläglich versagt hat. In den USA löste ein Programm, das vorhersagen sollte, wann Patienten eine Blutvergiftung entwickeln, hauptsächlich Fehlalarme aus. Falls wir glauben, alles finde sich von selbst, nur weil es jetzt scheinbar kluge Programme wie ChatGPT oder Dall-E gibt: nein. So wird es nicht laufen. Jedes Programm, auch ein intelligentes, ist nur so gut wie sein Design und die Daten, mit denen es trainiert wurde.

Und zu einem guten Design gehört, dass man sich frühzeitig über die Risiken und die Nebenwirkungen der Technologie für die Gesellschaft Gedanken macht. Kommen wir dafür noch einmal auf das Beispiel der riechenden Maschinen zurück: Wenn die E-Nasen immer besser werden, könnten sie eines Tages womöglich Menschen anhand ihres Geruchs identifizieren. Denn der Körpergeruch von Menschen ist individuell – genauso individuell wie ihre Retina oder ihr Fingerabdruck. Natürlich gibt es Störfaktoren, und es macht einen Unterschied, ob jemand gerade eine rote Marlboro geraucht hat, ein ganz starkes Pfefferminzbonbon gelutscht oder eine Pizza mit Anchovis und doppelt Knoblauch gegessen hat. Aber es ist denkbar, dass künstliche Intelligenzen all diese Faktoren herausrechnen und trotzdem erkennen, wer das gerade ist.

Diese Möglichkeit stünde schnell in Konflikt mit unserem Bedürfnis nach bürgerlicher Freiheit – und hätte übrigens auch gar nichts mehr mit nützlicher Technologie im Bereich Medizin zu tun, sondern nur noch mit Überwachung. Eine Maschine, die, anders als eine Kamera, gar nicht mehr sichtbar wäre, wüsste ganz genau, wer an ihr vorbeigeht. Solche Gefahren müssen den Menschen erklärt werden, und dann muss eine Diskussion darüber geführt werden, wie wir damit umgehen wollen. Nichts davon ist bisher passiert, und die ersten digitalen Nasen sind schon bereit für den Einsatz.

Viele Menschen haben derzeit noch grundsätzliche Hemmungen, künstliche Intelligenz in ihrem Leben zu akzeptieren. Das dürfen die Entrepreneurs aus der Welt der Medizintechnik nicht übersehen. Ein großer technologischer Wandel ist immer auch ein kultureller Prozess. Alles, was neu ist, wird erst einmal mit Skepsis betrachtet. Wer Veränderung möchte, muss es schlau angehen: Er muss erst zu denen gehen, die bereit sind, etwas Neues auszuprobieren. Die nehmen dann möglicherweise mit ihrer Begeisterung die Mehrheit mit. Ein paar werden sich aber immer sperren. Weil in der Medizin alles sehr stark reguliert und organisiert ist, gibt es hier außerdem besonders viele Wächter, die wie Türsteher immer wieder sagen: »Stopp!« Das ist Fluch und Segen zugleich. Die Regulierer können eine wichtige Rolle dabei spielen, die Dinge sicher zu machen, oder sie können sich sperren und jede Veränderung verhindern.

Was davon in nächster Zeit passiert, wird entscheidend für unseren Erfolg sein. Wenn wir in Deutschland unsere technischen

Entwicklungen zu stark behindern und hinauszögern, werden chinesische und andere Unternehmen uns zuvorkommen und unseren Markt erobern.

WENN WIR NICHT HANDELN, TUN ES ANDERE: DIE ZUKUNFT KOMMT – MIT ODER OHNE UNS

Die Medizin hat in den vergangenen Jahren fantastische Fortschritte gemacht, und beinahe täglich kommen neue dazu. Darauf können wir stolz sein. Doch wir haben trotz allem immer noch dramatische Probleme: 42 Prozent aller vorzeitigen Todesfälle auf der Erde wären vermeidbar, sagt ein Bericht der Weltgesundheitsorganisation (WHO). Viele Krankheiten bleiben zu lange unerkannt, auch in Deutschland. Es dauert im Durchschnitt viel zu lange, bis etwa Fruchtbarkeitsprobleme geklärt sind oder bis eine Endometriose entdeckt ist. Manchmal quälen sich die Betroffenen jahrelang, bevor sie überhaupt erfahren, was sie haben.

Einige Krankheiten sind unterdiagnostiziert, werden also in vielen Fällen nicht festgestellt (das betrifft zum Beispiel die Migräne). Andere sind überdiagnostiziert und werden oft festgestellt, obwohl es bei diesen Patienten eigentlich um etwas anderes geht (das wird für ADHS oder Asthma derzeit diskutiert). Auch Fehlmedikationen sind in der älter werdenden Gesellschaft zunehmend ein Problem. Wir sprechen in Deutschland von jährlich 30 000 Todesfällen durch Wechselwirkungen und Nebenwirkungen bei Menschen, die mehrere Medikamente zugleich eingenommen haben.

Der Großteil dieser Probleme ist heute vermeidbar. Wenn wir anfangen würden, all das Wissen umzusetzen, das wir über Prävention und Therapien eigentlich haben, wäre die Bevölkerung sofort viel gesünder. Wir hätten weniger Probleme in der Versorgung, könnten Ärzte und Pflegekräfte entlasten und hätten mehr Zeit, um persönlich und empathisch auf die Patientinnen und Patienten einzugehen.

Eigentlich gibt es dieses Wissen bereits. Aber unser Gesundheitswesen funktioniert noch nicht so, dass das Wissen überall hin durchdringt und immer sofort zur Verfügung steht. Unverständlich, dass wir das hinnehmen. Das überlastete Personal hält sich gerade noch so über Wasser, übersieht manchmal in der Hektik des Klinikalltags Wesentliches und findet meist nicht die Zeit, neue wissenschaftliche Erkenntnisse zu studieren und in der Praxis anzuwenden.

Digitalisierung und KI werden uns helfen. Aber sie werden nicht alle Probleme für uns lösen. Wenn die Medizin menschlicher und effektiver werden soll, müssen wir umdenken, und an vielen Stellen des Gesundheitswesens muss sich grundlegend etwas ändern. Schon im Studium: Eine gute Self-Care, also die Sorge für sich und die eigene Gesundheit, muss genauso gelehrt werden wie die Prinzipien der Datensicherheit und der richtige Umgang mit Daten und mit neuen technischen Geräten. Einige in der etablierten Ärzteschaft werden Neues lernen und Veränderungen akzeptieren müssen. Aber alle werden davon profitieren.

Stellen wir uns vor, wir haben einen Freund, dem es schlecht geht. Er schafft zwar gerade so seine Arbeit, aber er macht sich das Leben selbst schwer, bekommt größere Aufgaben nicht hin, scheitert immer wieder und schiebt die Schuld aber meist auf andere. Dabei ist er klug, empathisch und geistreich und könnte es so viel leichter haben. So ist es derzeit mit der Medizin. Nehmen wir die Probleme aktiv in die Hand. Es ist möglich. Der Weg ist bekannt. Wir müssen nur noch losgehen.

REGISTER

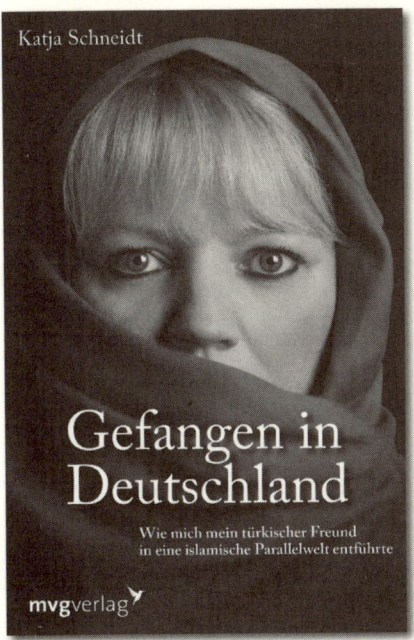

288 Seiten
Preis: 17,99 € (D) | 18,50 € (A) | CHF 25,90
ISBN 978-3-86882-219-9

Katja Schneidt

GEFANGEN IN DEUTSCHLAND

Wie mich mein türkischer Freund in eine islamische Parallelwelt entführte

Katja Schneidt ist eine junge, moderne, selbstbewusste Frau, die ihr Leben liebt und jede Menge Spaß hat. Bis sie Mahmud kennenlernt. Sie verlieben sich, ziehen zusammen und Mahmud zeigt sein wahres Gesicht -- das Gesicht eines Tyrannen. Katja Schneidt wird als Deutsche mitten in Deutschland Teil einer fundamentalistischen Parallelgesellschaft. Sie darf das Haus nur mit Einwilligung Mahmuds verlassen, muss Kopftuch und lange Kleidung tragen und wird brutal misshandelt. Erst als sie zum wiederholten Mal halb tot geschlagen wird, sammelt sie all ihren Mut und flieht, um Mahmud anzuzeigen, gegen ihn vorzugehen und damit zur Geächteten zu werden, der bis heute die Blutrache von Mahmuds Familie droht.

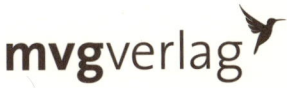

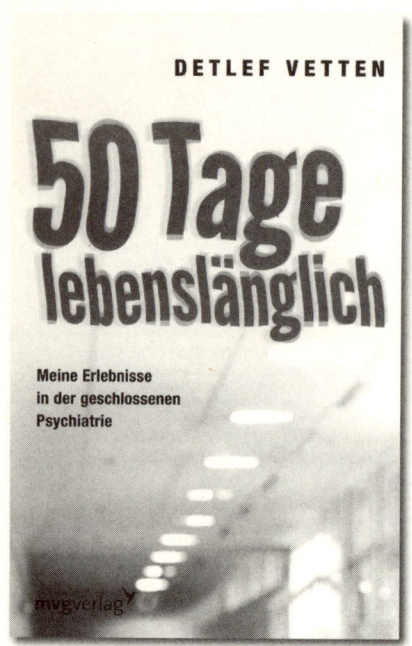

256 Seiten
Preis: 17,99 € (D) | 18,50 € (A) | CHF 25,90
ISBN 978-3-86882-237-3

Detlef Vetten

50 TAGE LEBENS-LÄNGLICH

Meine Erlebnisse in der geschlossenen Psychiatire

Wie fühlt es sich an, Alkohol als guten Freund zu haben und mit ihm exzessiv die Tage und Nächte zu verbringen? Wenn man das Leben ohne ihn nicht mehr erträgt und aus Verzweiflung vom Balkon springen möchte, sich aber nicht traut und doch lieber einen Freund anruft? Der Freund alarmiert den Notarzt, der bringt die Polizei mit und die netten Beamten schicken den gescheiterten Balkonspringer in die geschlossene Abteilung der Psychiatrie, wo man sich kümmert. Detlef Vetten, renommierter Journalist, Reporter und Buchautor, hat genau dies erlebt. Er schildert seine Therapie, seine Mitpatienten, deren Geschichten, das Personal, das gesamte Leben auf der Station.

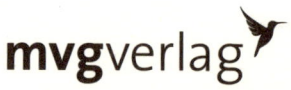

mvgverlag